Ursula Karven
& Ralph Skuban

LOSLASSEN

Yogaweisheiten für dich und überall

arkana

VORWORT

Und es kam der Tag, da das Risiko,
in der Knospe zu verharren,
schmerzlicher wurde,
als das Risiko zu blühen.

ANAÏS NIN

Das Leben stellt uns immer wieder vor große Herausforderungen. Dann verlangt es von uns, ehrlich in den Spiegel zu schauen und uns den großen Fragen des Daseins zu stellen. Es war ein Herzenswunsch von mir, Ursula Karven, einmal ein Buch wie dieses machen zu können. Eines, das die großen Fragen des Lebens zum Thema hat: die Liebe und den Schmerz, das Leben und das Sterben, das ganze Spektrum des Seins. Ein Buch, das uns alle berührt, ermutigt und inspiriert. Und gleichzeitig wusste ich, dass es schwer sein würde, den Kern dieser Themen und ihre Botschaft auf einfache und dennoch tiefe und auch schöne Weise zu vermitteln, weil sie so komplex sind.

Da entdeckte ich das Buch des Philosophen Ralph Skuban über das *Yogasutra* von Patanjali. Ralph Skubans Art, die Philosophie des Yoga zu erklären, sprach mich an, und ich bat ihn, dieses Buch mit mir zu schreiben. Es folgte ein spannender Entstehungsprozess, der sich in einer Weise entfaltete, wie die Philosophie des Yoga selbst es tut: Nach und nach greift eines ins andere, während man das große Feld des Lebens abschreitet – ein Feld, das niemals endet.

Während Ralph Skuban aus den alten Yogaschriften schöpfte, tauchte ich ein in die Welt der indischen Götter und interpretiere sie. Was mich an diesen Gottheiten schon immer fasziniert und inspiriert hat, ist ihre Lebensnähe. Sie stehen für das, was wir Menschen fühlen. Für das, was wir uns wünschen, wenn wir Hilfe brauchen. Wir können sie, wenn wir wollen, als Projektionsflächen nutzen, um unsere Wünsche, Sorgen und auch Ängste an eine höhere Instanz abzugeben und dann loszulassen. Weil wir nun einmal nicht alles im Leben selbst im Griff haben. Die Hindus beten ihre Götter direkt an oder bitten konkret um Hilfe, wenn sie ihre jeweilige Unterstützung oder ihre ganz besonderen Kräfte brauchen. Auch ich mache das inzwischen tatsächlich und fühle mich von ihnen auf spielerische Weise unterstützt.

Wir wünschen uns, dass dieses Buch zu Ihrem Herzen spricht, dass es zum Nachdenken anregt und dass es Freude und auch Mut macht. Denn Mut ist das Geheimnis unserer Freiheit.

Namasté, von Herzen,
Ursula Karven & Ralph Skuban

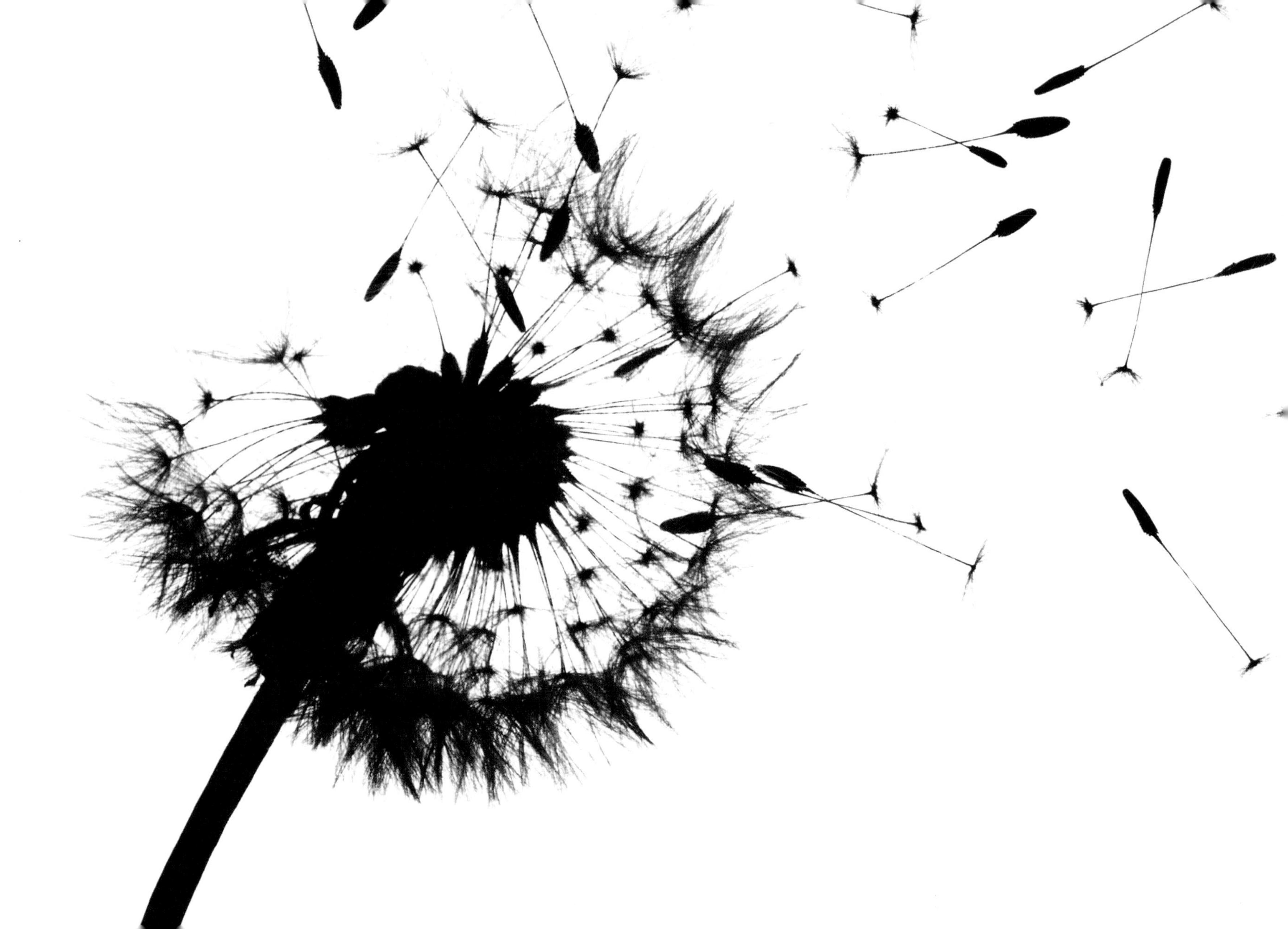

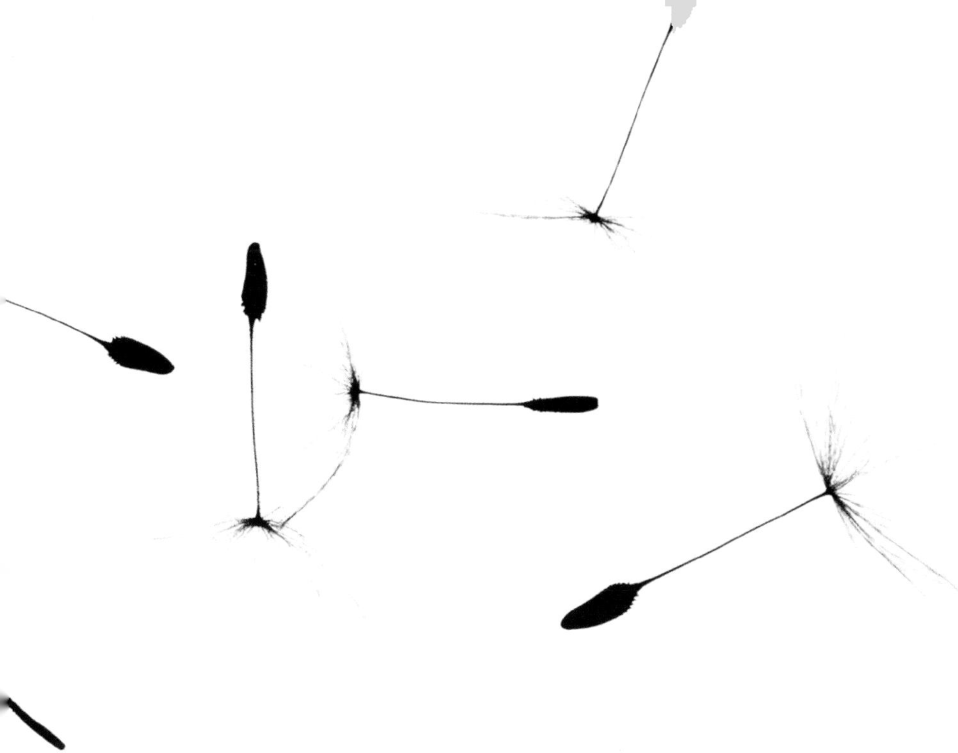

LET I

When I find myself in times of troub

T BE

Mother Mary comes to me, speaking words of wisdom … **John Lennon & Paul McCartney**

LOSLASSEN

Loslassen heißt: nicht urteilen. Loslassen ist *Flow*, mit dem Leben fließen, die Kontrolle aufgeben.

Wenn wir beginnen, uns mit Yoga zu beschäftigen, dann mag es uns als unüberschaubar großes Gebiet erscheinen, so viele Methoden, Begriffe und Ideen finden sich darin. Doch die ganze Vielfalt zielt am Ende nur auf diesen einen Begriff, der den Kern der yogischen Spiritualität bildet: *Vairagya*, das Loslassen.

Das *Yogasutra* des Patanjali, eine der wichtigsten Schriften des Yoga, definiert Yoga als eine Praxis, bei der es darum geht, eine innere Haltung des Losgelöstseins zu üben, die am Ende so weit geht, dass sie unser Vorstellungsvermögen sprengt. Dabei will Yoga nicht etwas aus uns machen, was wir nicht bereits wären, sondern nur die Hindernisse aus dem Weg räumen, die uns nicht erkennen lassen, wer wir in Wahrheit sind.

Patanjali spricht also nicht von *Asanas*, körperlichen Übungen, die wir auf der Yogamatte einnehmen sollen, sondern von einer *Übung des Lebens*, die Habenwollen und Nicht-Habenwollen aufgibt, damit unser innerer Friede nicht zur Geisel jener äußeren Lebensumstände wird, die wir nie ganz in der Hand haben. Zum Loslassen gehört die Zufriedenheit wie zum Festhalten der Schmerz.

Im Yoga hat die Idee des Loslassens viele Facetten: In der Hingabe lassen wir uns selber los und vertrauen uns einer Kraft an, die unendlich viel größer ist als wir. In der Achtsamkeit lassen wir das Verstricktsein in Gedanken und Emotionen los und sind bewusst im gegenwärtigen Moment. Loslassen heißt: nicht urteilen. Wir hören also auf, die Dinge durch unsere getönte Brille zu sehen und ihnen das Label »gut« oder »schlecht«, »mag ich« und »mag ich nicht« aufzukleben. Loslassen ist *Flow*, mit dem Leben fließen, die Kontrolle aufgeben.
Loslassen ist noch vieles mehr: das Aufgeben nicht hilfreicher Gewohnheiten, Gedanken und Emotionen, vor allem der Bitterkeit, die sich an die unveränderliche Vergangenheit klammert, und der Sorge, die an der unbekannten Zukunft klebt. Loslassen ist Geben und Vergeben. Es meint auch, dass wir damit aufhören, uns dauernd selbst zu begrenzen. *Vairagya* sprengt die Ketten des Ego, das immer nur um sich kreist – ob es sich nun klein macht oder überhöht. Bis hinein in die konkreten Yoga-Haltungen finden wir *Vairagya*: das Loslassen unnötiger Spannung in der Körperhaltung. Das Loslassen energetischer Blockaden, damit *Prana*, die Lebensenergie, frei fließen kann. Das Loslassen des Atems. Das Loslassen der Fokussierung auf das Außen, um in der Meditation nach innen gehen zu können.

Patanjali fordert uns sogar auf loszulassen, was uns einmal auf den Weg des Yoga gebracht haben mag, nämlich den Wunsch, »höhere« Bewusstseinszustände zu erfahren, die Hoffnung auf »Erleuchtung«. Und natürlich bedeutet Loslassen auch Sterben lernen. Leid aufgeben. Die Botschaft ist einfach, doch sie zu leben ist schwer. Wenn wir loslassen, dann tun wir es im gegenwärtigen Moment. Warum also nicht *jetzt*?

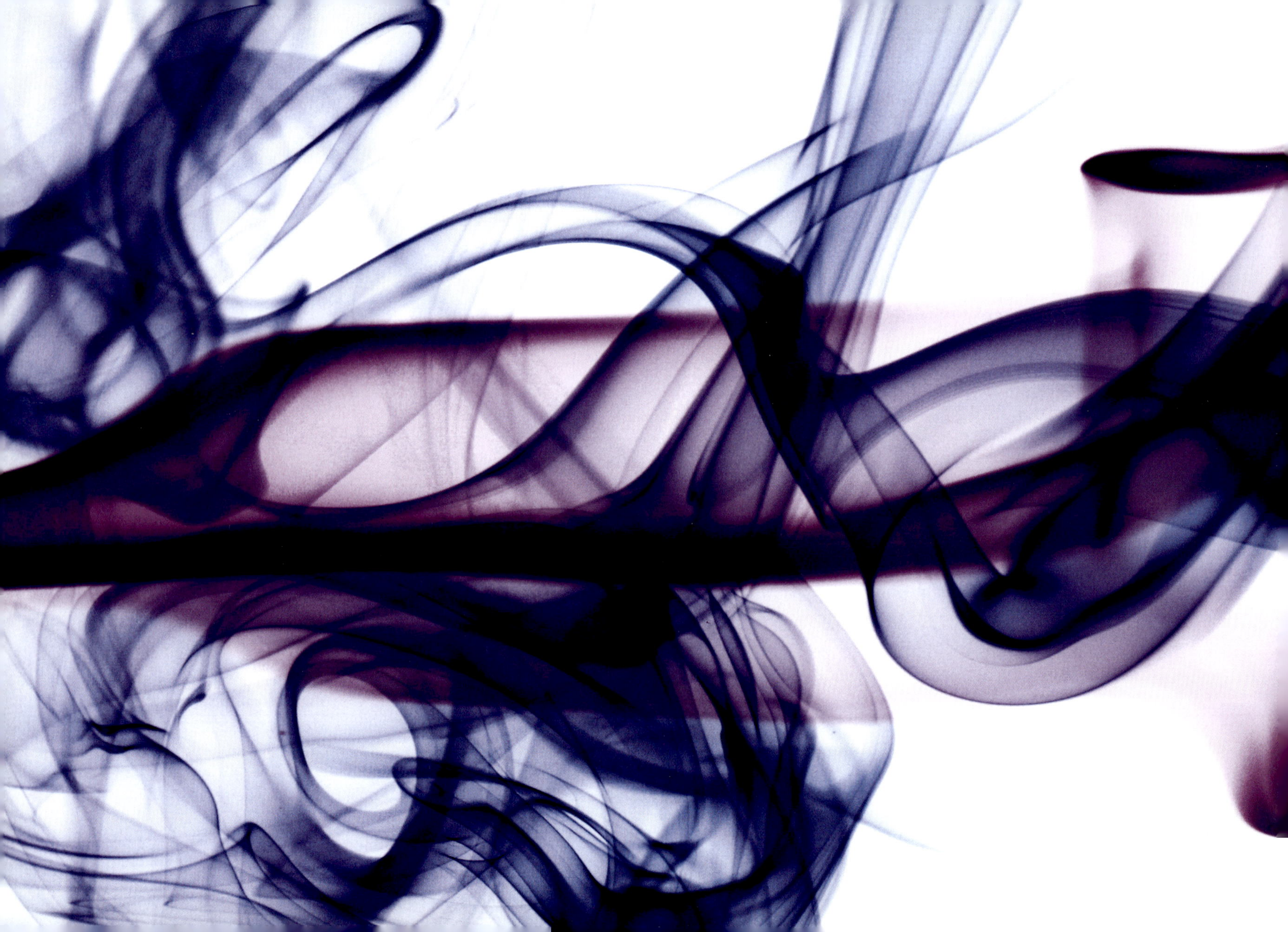

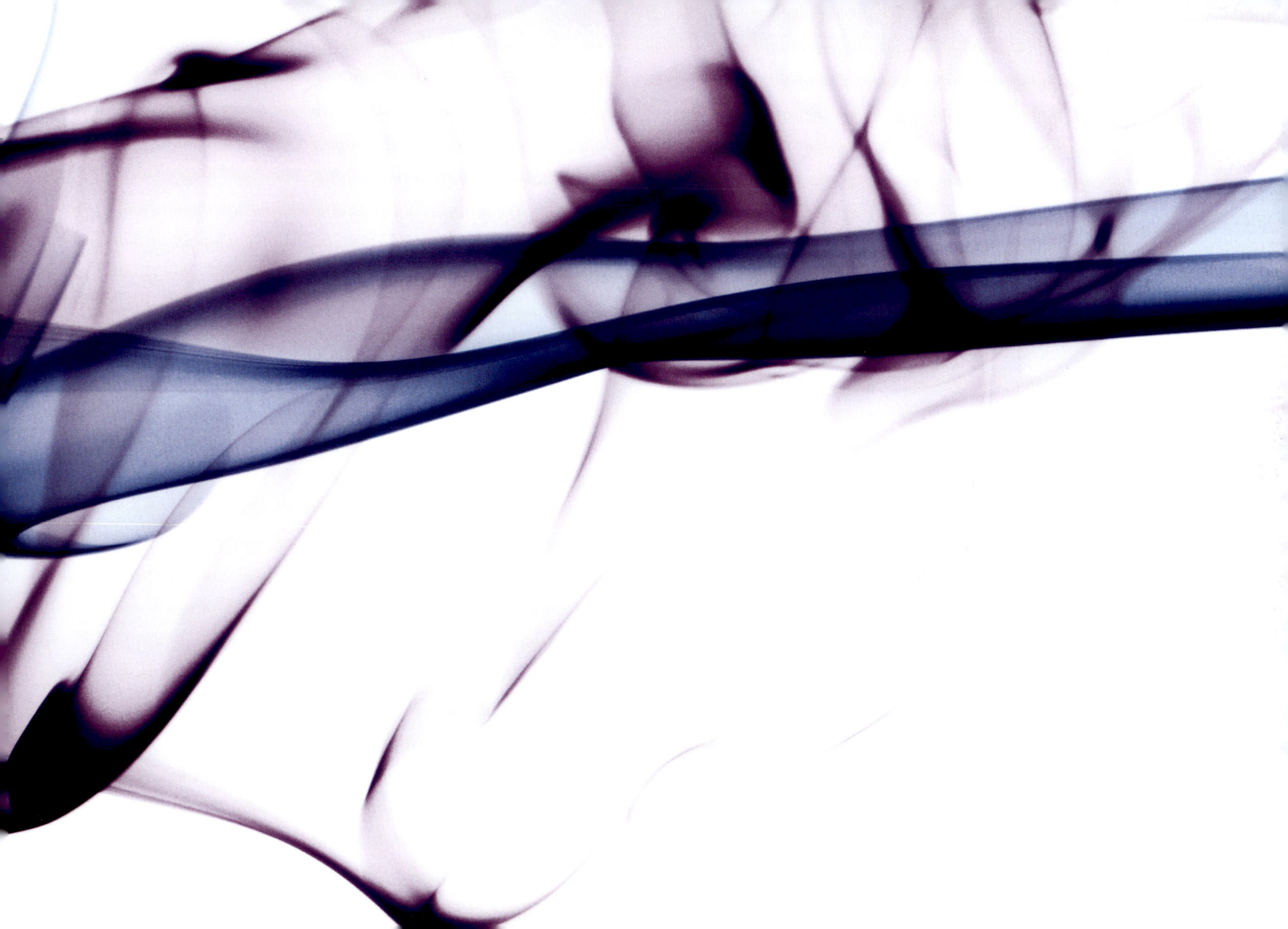

CHANCE

Da Vergänglichkeit für uns gleichbedeutend ist mit Schmerz, klammern wir uns verzweifelt an die Dinge, obwohl sie sich ständig ändern. Wir haben Angst loszulassen, wir haben Angst, wirklich zu leben, weil *leben lernen loslassen lernen* bedeutet. Es liegt eine tragische Komik in unserem Festhalten: Es ist nicht nur vergeblich, sondern es beschert uns genau den Schmerz, den wir um jeden Preis vermeiden wollten. Die Absicht hinter dem Greifen ist nicht unbedingt schlecht. Es ist an sich nichts falsch an dem Wunsch, glücklich zu sein; weil aber das, wonach wir greifen, von Natur aus ungreifbar ist, schaffen wir uns immer nur Frustration und Leiden.

Sogyal Rinpoche

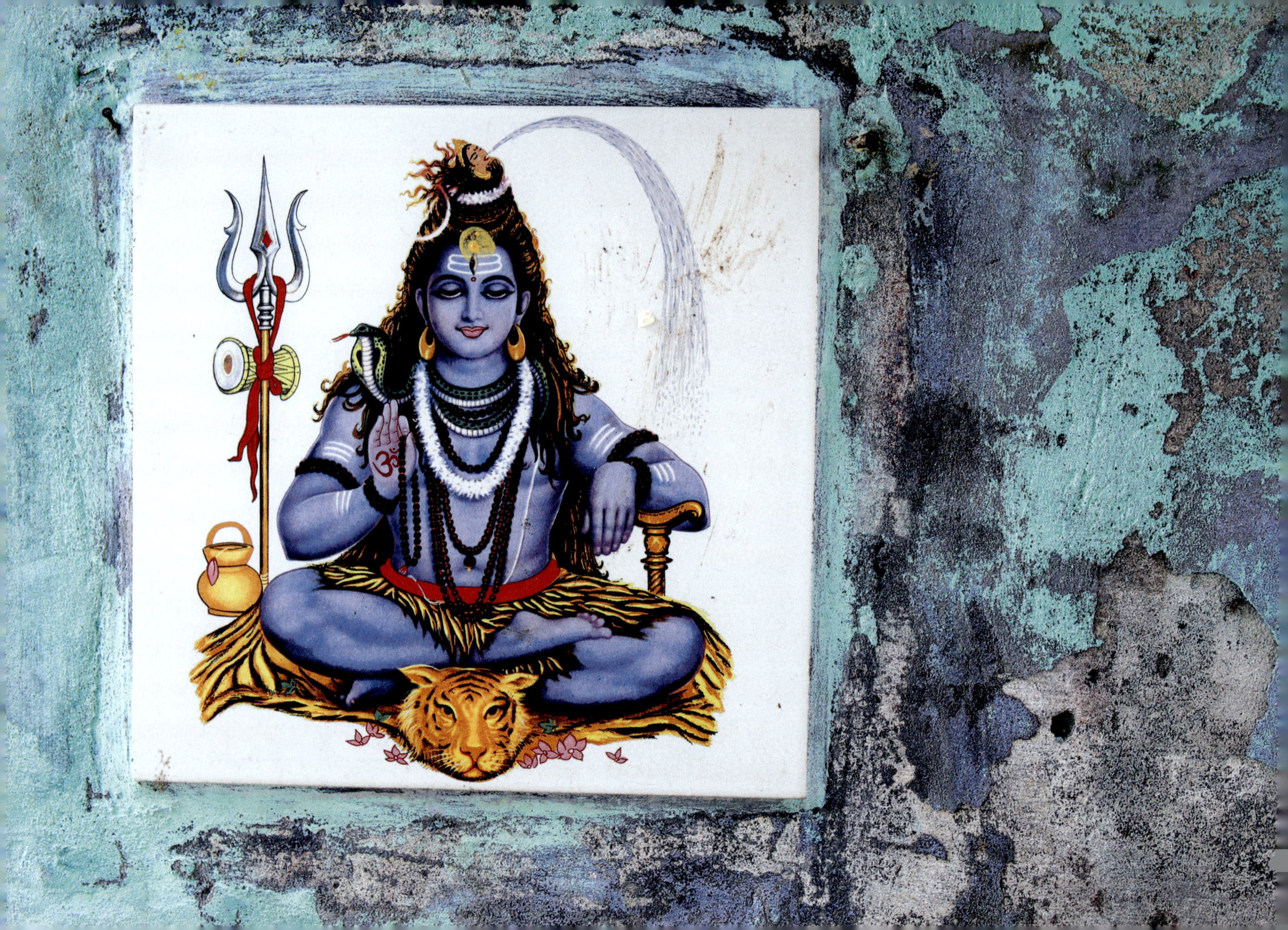

Kaum ein Gott vereint in seinem Wesen solche Gegensätze wie Shiva, der Gott der Zerstörung und der Erneuerung. Deshalb fasziniert er mich so. Schlägt er auf die kleine Trommel, die er an seinem Dreizack trägt, kann er damit das gesamte Weltall wachrütteln. Shiva ist furchteinflößend und gütig zugleich.

Dort, wo wir ein Bedürfnis nach Sicherheit haben und uns wünschen, dass Dinge so bleiben, wie sie sind, schubst er uns aus dem Nest. Er ist am Wirken, wann immer es an der Zeit ist, alte Hüllen abzulegen oder Grenzen zu sprengen und zu neuen Ufern aufzubrechen. Das kann natürlich schmerzhaft sein, auch wenn man später erkennt, dass es richtig war. Deshalb denke ich an Shiva, wenn es um das Thema Loslassen geht. Der Wandel gehört zum Leben. Meinen Kindern sage ich immer: »Das Einzige, worauf ihr euch verlassen könnt, ist die Veränderung.« Die Dinge ändern sich unentwegt. Ohne Loslassen gibt es keinen Neubeginn. So wie im Herbst die Blätter von den Bäumen fallen müssen, damit im Frühling neue sprießen können.

SHIVA

WENN DU ETWAS LOSLÄSST

WENN DU VIEL LOSLÄSST, BIST

WENN DU GANZ LOSLÄSST

BIST DU ETWAS GLÜCKLICHER.
DU VIEL GLÜCKLICHER.
BIST DU FREI. *Ajahn Chah*

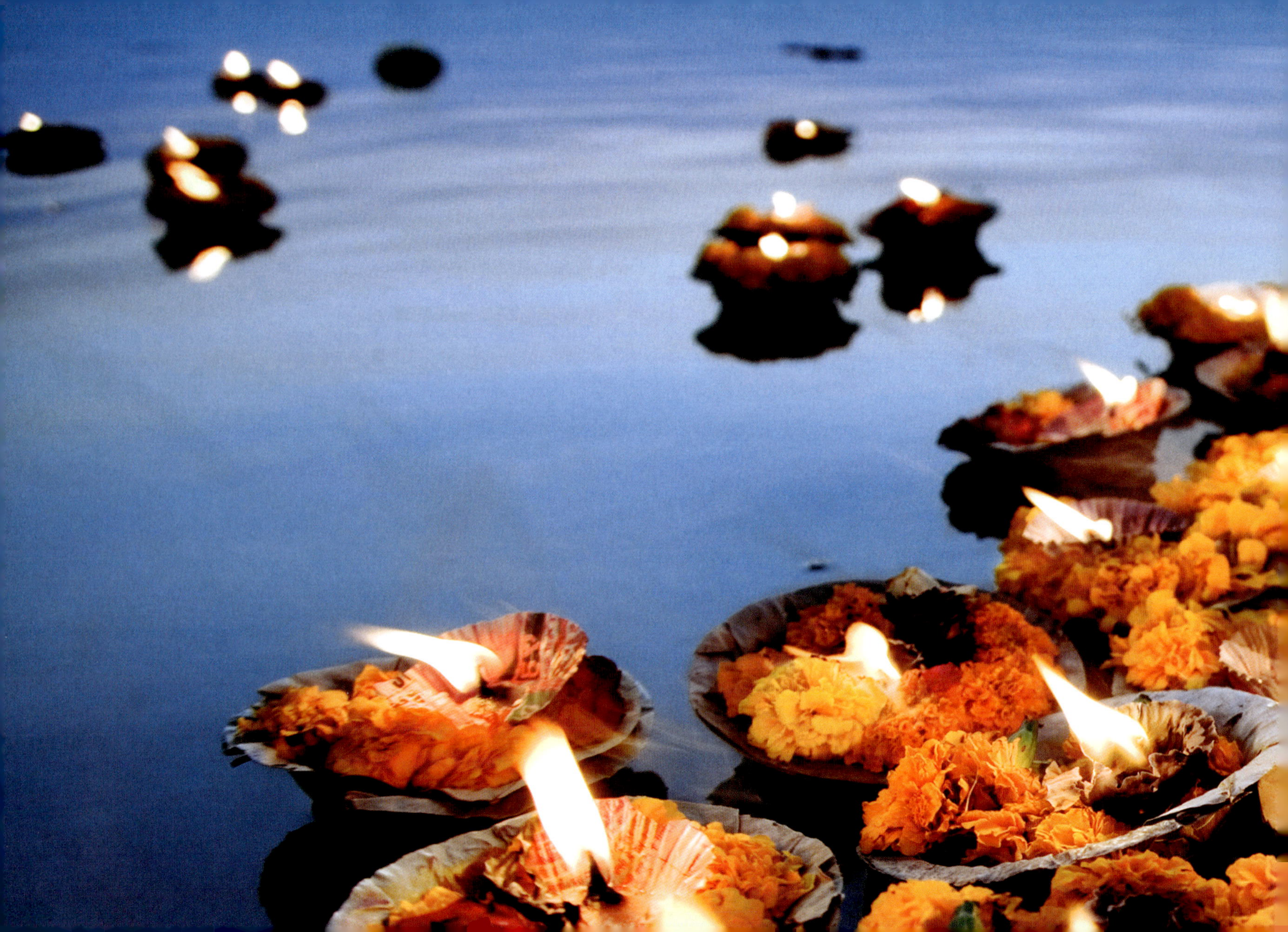

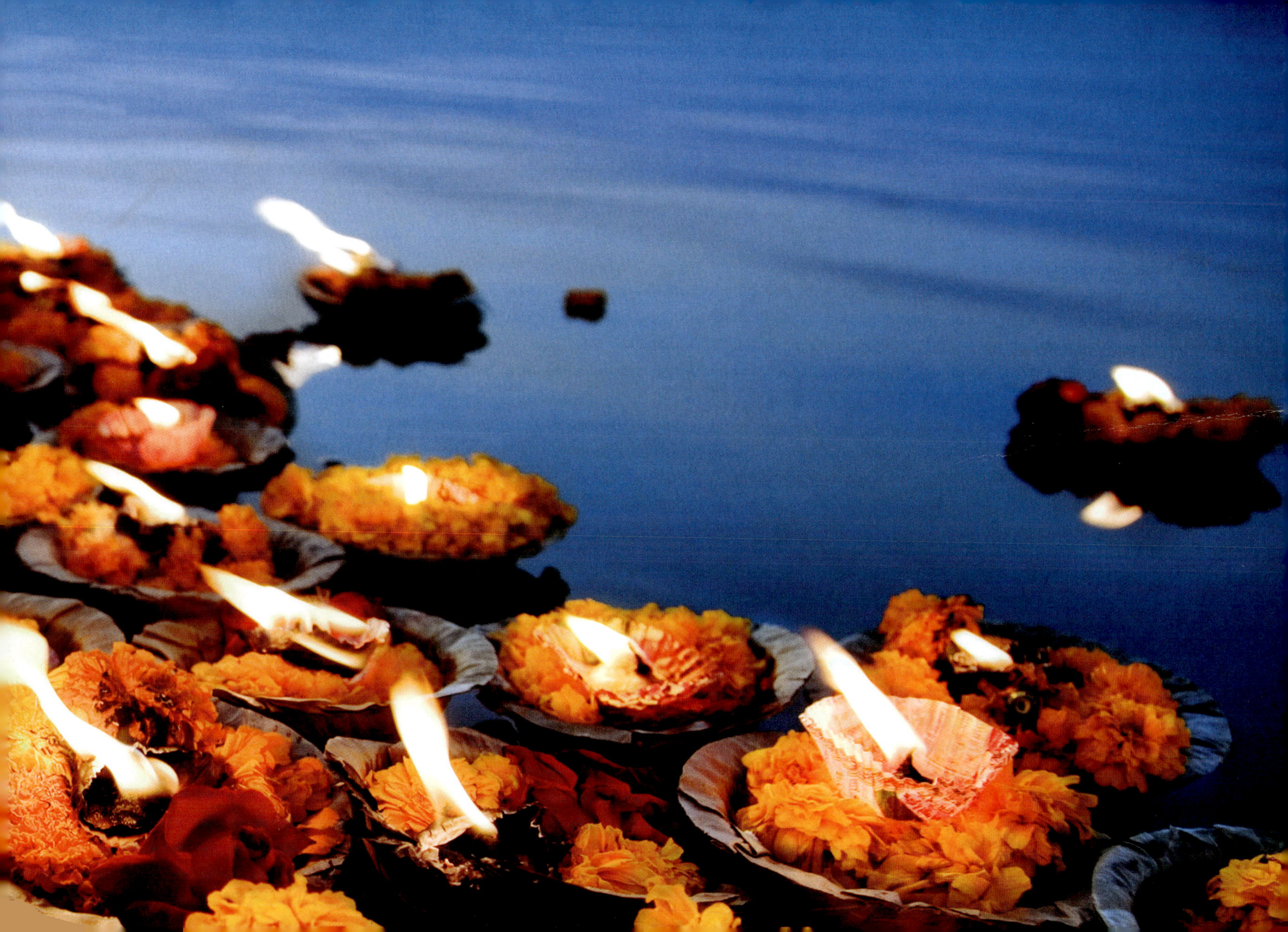

VERG

EBUNG

… bedeutet, die Vergangenheit loszulassen. Vergeben heißt im Jetzt zu sein.

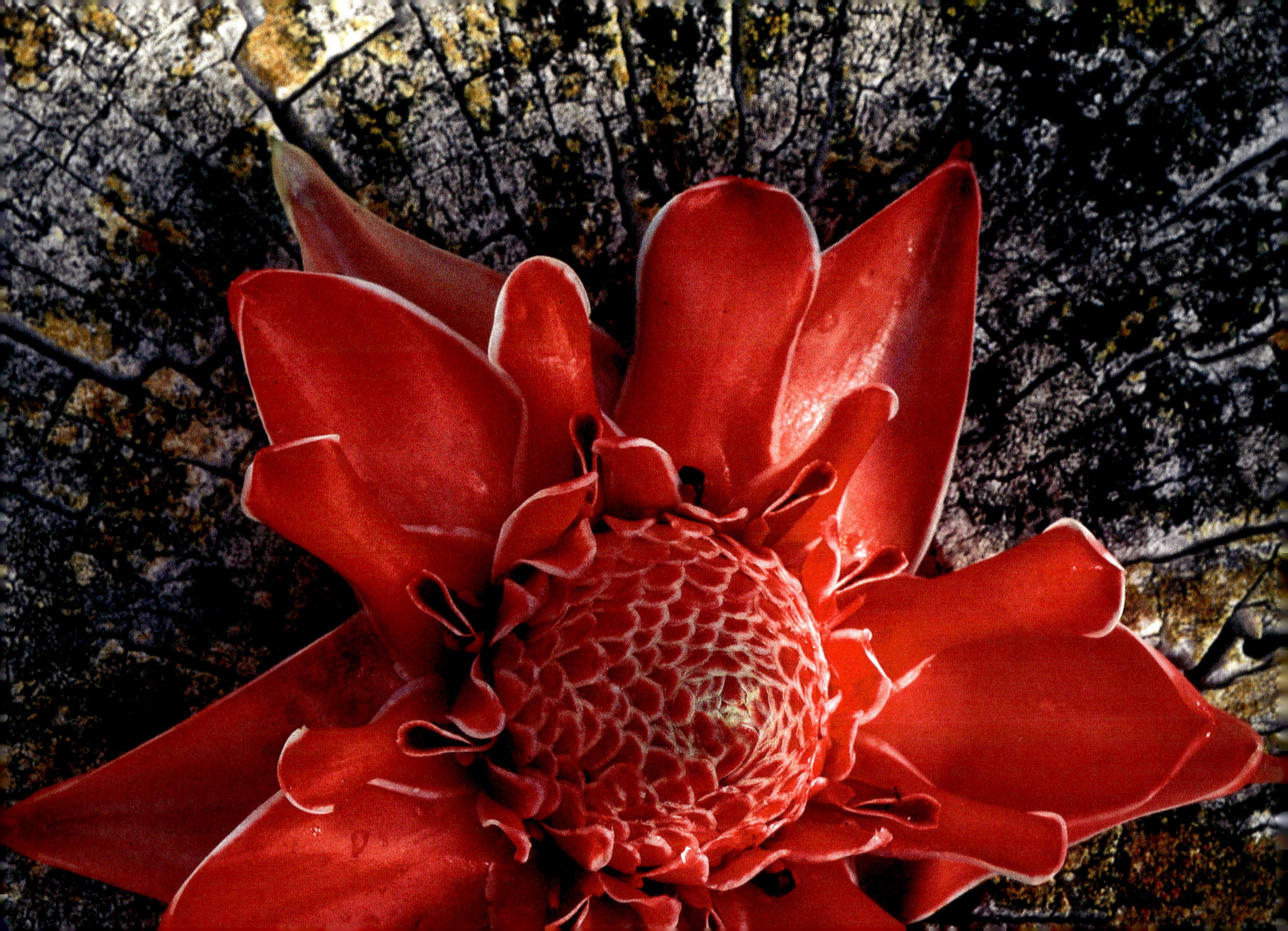

Vergebung kommt nicht vom Ego, sondern aus einer tieferen Ebene des Geistes.

Vergeben bedeutet viel mehr als nur verzeihen. Natürlich ist es immer besser zu verzeihen, als es nicht zu tun, gleichwohl, es ist nur ein Akt von *Ahamkara*, dem »Ich-Macher«, wie die Yoga-Philosophie das Ego nennt. »Na gut«, sagt es, »ich verzeihe dir noch mal!« Unausgesprochen schwingt da noch etwas mit, ein Satz wie: »Aber nur ausnahmsweise, und tu das nie wieder!« Verzeihen ist also an Bedingungen geknüpft. Und es stärkt das Ego: »Wie großmütig ich doch bin!« Das erleichtert zwar ein wenig unser Zusammenleben, doch es befreit uns nicht wirklich.

Vergebung ist etwas ganz anderes, sie geht viel tiefer. Sie ist auch ein Loslassen. Wenn wir den Groll loslassen, den wir einem anderen gegenüber hegen, befreien wir uns selbst vom Schmerz. Es heißt doch: »Vergeben und vergessen!« Ein wunderbares Sprichwort! Es drückt die ganze Weisheit der Vergebung aus: Was wir wirklich vergeben, das ist wie vergessen, denn es existiert nicht mehr in unserem Geist. Und kein Faden hängt daran, denn Vergebung ist bedingungslos. Sie braucht niemanden sonst als mich selbst und mein Loslassen.

Vergebung kommt nicht vom Ego, sondern aus einer tieferen Ebene des Geistes: aus *Buddhi*, da, wo Weisheit, Intelligenz, Güte und Entscheidungskraft zu Hause sind – natürlich nur, wenn wir diese auch entwickelt haben, denn sie sind keine Selbstverständlichkeit. Wären sie es, lebten wir längst im Paradies auf Erden.

Vergebung ist weise, weil sie unser Herz reinigt und den Geist frei macht. Sie ist intelligent, weil es unvernünftig ist festzuhalten, was wehtut. Sie ist ein Ausdruck von Güte, weil sie Wunden heilt. Sie ist eine sinnvolle Entscheidung, denn wer vergibt, beschließt, die Vergangenheit loszulassen. Dann hat sie keine Macht mehr über ihn. So führt die Vergebung in die Freiheit und Liebe des gegenwärtigen Augenblicks.

DER SCHWACHE

KANN NICHT

VERGEBUNG IST EINE

VERGEBEN.
EIGENSCHAFT DES
STARKEN. **Mahatma Gandhi**

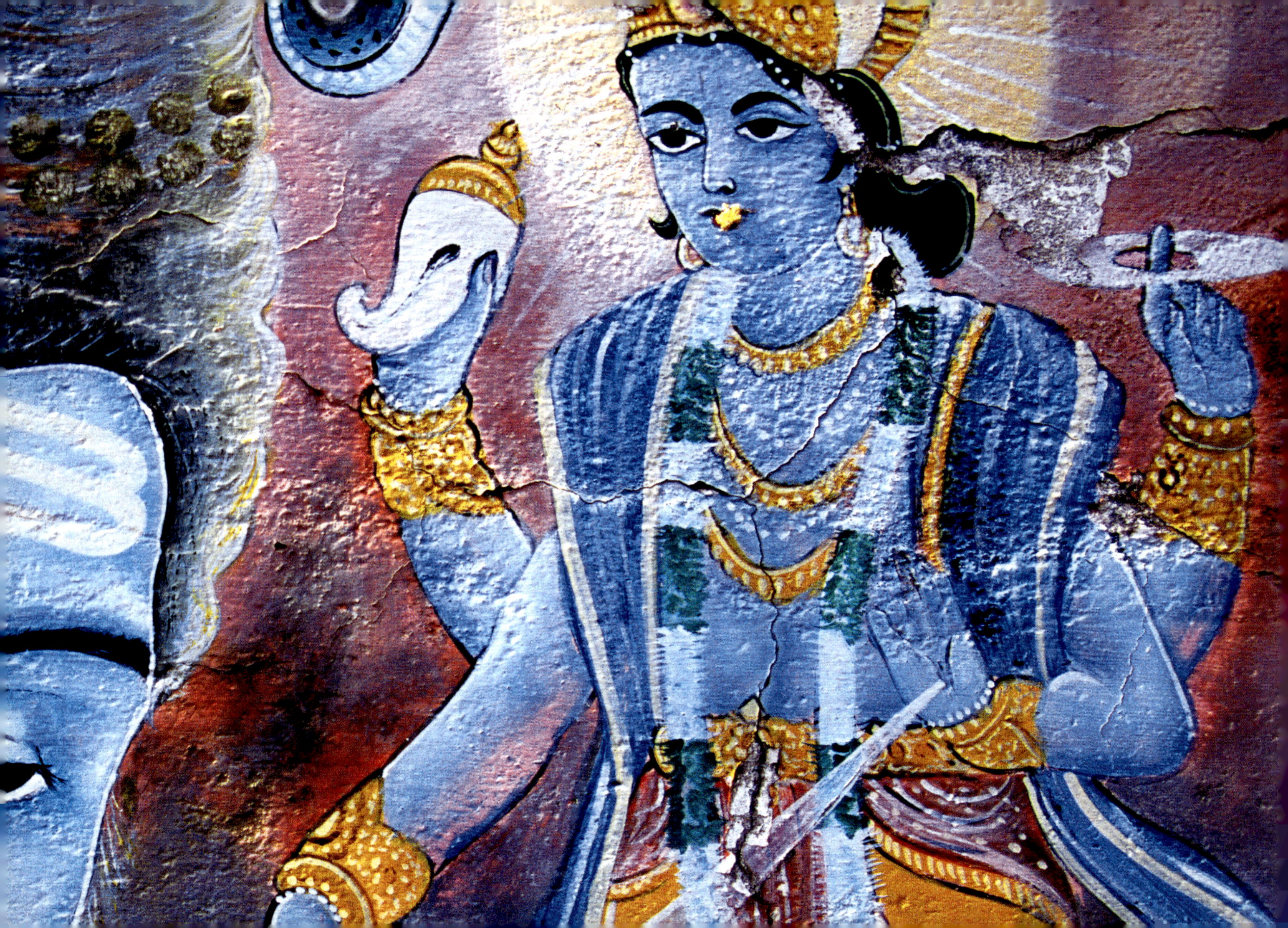

Parvati, die sanftmütige, liebende Weltmutter, ist für mich das Sinnbild des Vergebens. Denn sie hat ihrem Mann Shiva vergeben, dass er ihrem Sohn Ganesha in Unwissenheit den Kopf abschlug. Parvati hatte Ganesha in Shivas Abwesenheit aus dem Schlamm, aus Salben und Ölen und dem Wasser des Ganges erschaffen und ihn gebeten, sie beim Baden zu bewachen. Als Shiva heimkehrte und Ganesha ihn hinderte, Parvatis Baderaum zu betreten, wurde Shiva so wütend, dass er Ganesha köpfte. Da erfuhr er, dass es Parvatis Sohn war, den er getötet hatte, und so schickte er seine Diener los, den Kopf des ersten Geschöpfes mitzubringen, das sie schlafend mit dem Gesicht nach Norden gerichtet fänden. Es war ein Elefant. Shiva setzte Ganesha den Kopf des Elefanten auf und erweckte ihn wieder zum Leben. Und Parvati vergab ihrem Mann Shiva.

Natürlich sind die indischen Göttergeschichten sehr drastisch. Doch Parvati erinnert mich daran, dass Vergeben eine aktive Entscheidung ist. Viel wichtiger, als jemandem zu sagen, dass man ihm vergibt, ist es, sich selbst zu fragen: Kann und möchte ich vergeben? Beantworte ich dies innerlich mit Ja, dann kann ich dem Leben wieder offen begegnen.

PARVATI

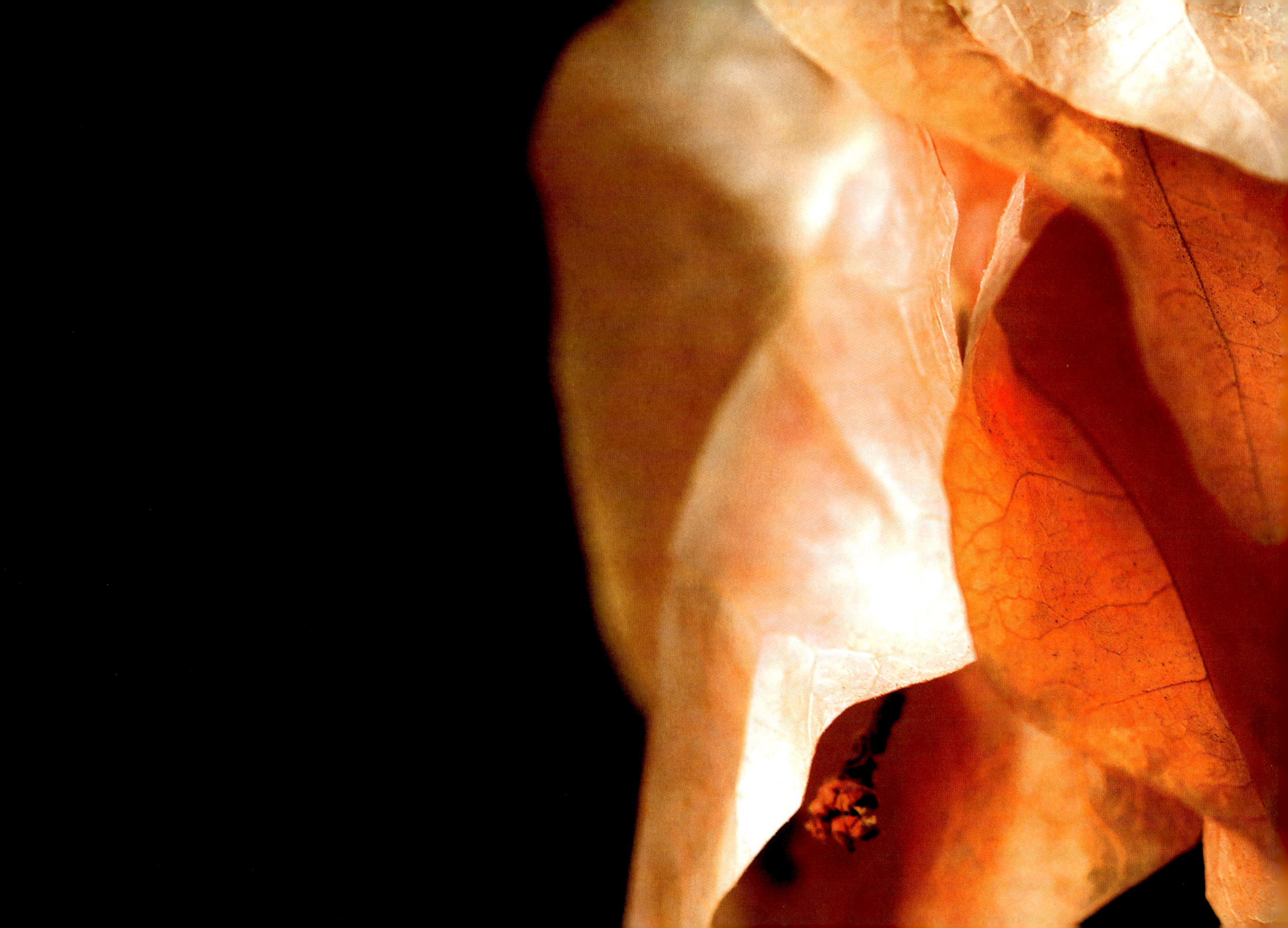

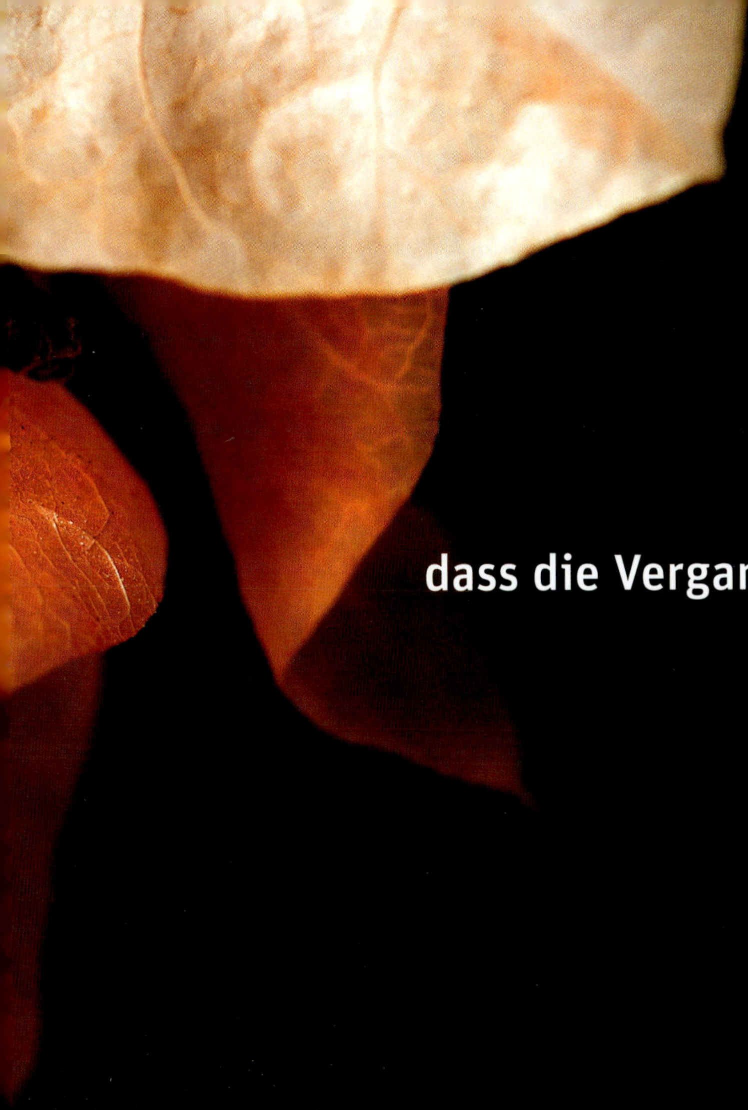

Vergebung bedeutet im Wesentlichen,
dass die Vergangenheit als unreal und substanzlos erkannt
und dass der gegenwärtige Moment so,
wie er ist, erlaubt wird.

Eckhart Tolle

ZWE

sich zu sorgen ist, als würde man für etwas beten, von dem man nich

IFEL

nöchte, dass es geschieht.

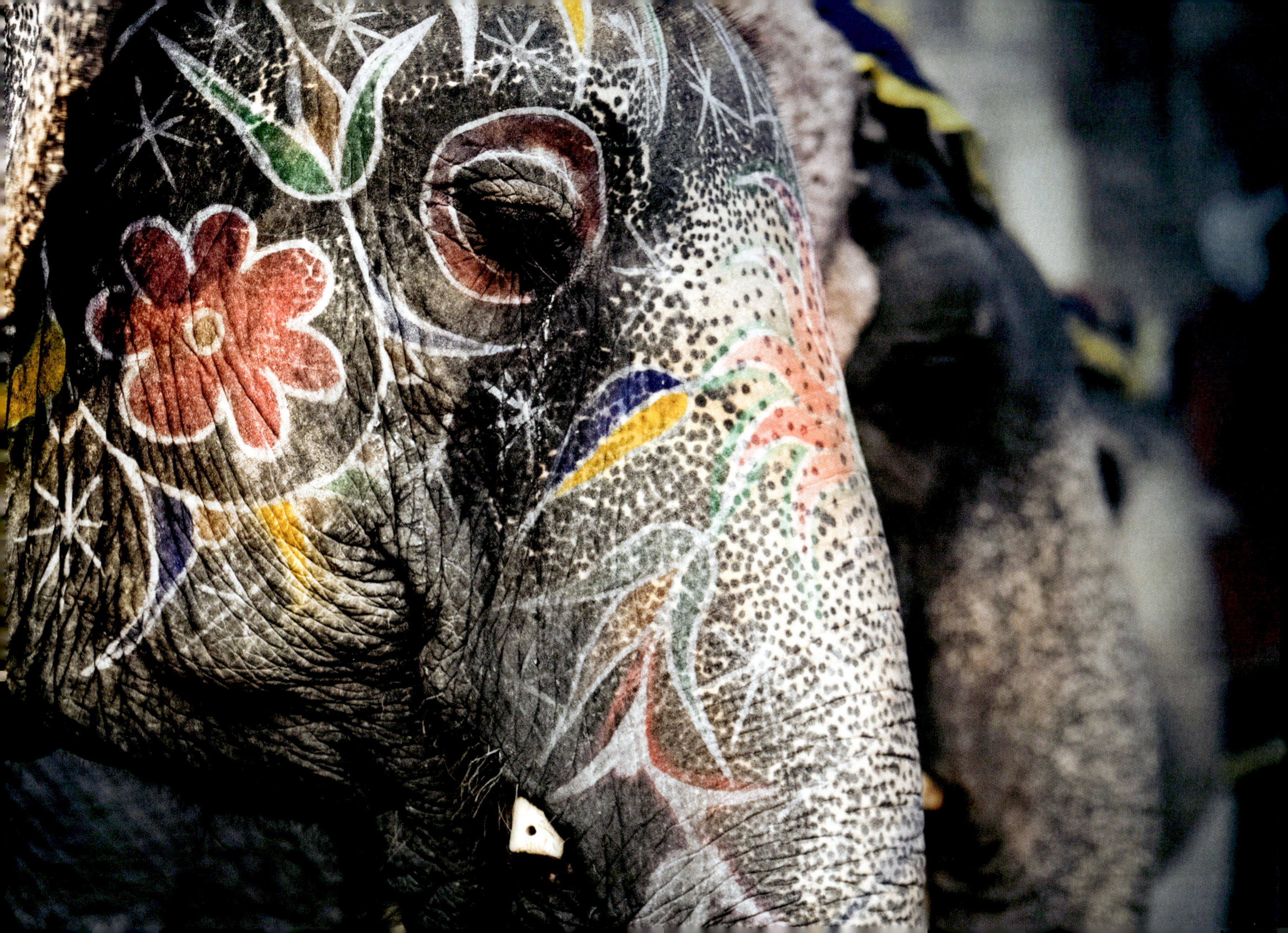

Der Zweifel, das unentschlossene mentale Pendeln zwischen hier und dort, kann uns zur Verzweiflung bringen.

Manchmal heißt es im Yoga, der Zweifel sei eine Schwäche. Um das richtig zu verstehen, müssen wir aber schon etwas genauer hinsehen. Es gibt nämlich zwei Arten von Zweifel. Eine ist hilfreich, die andere blockiert uns.

Zum einen ist da der Zweifel des Kriegers Arjuna vor der Schlacht in der *Bhagavad Gita*: Er überlegt lange hin und her, ob er kämpfen soll oder nicht, und hadert mit dem, was ansteht. Immer mehr verstrickt er sich dabei in seine Gedanken und Gefühle und weiß schließlich gar nicht mehr, was er tun soll. Zuletzt will er aufgeben. Und hätte sein Lehrer Krishna ihm nicht kräftig ins Gewissen geredet, wäre die Schlacht der *Gita* wohl anders ausgegangen, und die negativen Kräfte hätten den Sieg davongetragen.

Dies ist ein Beispiel dafür, dass der Zweifel uns zur *Verzweiflung* bringen kann. Das unentschlossene mentale Pendeln zwischen hier und dort kann am Ende dazu führen, dass wir gar nichts mehr tun. Wir kommen im Leben einfach nicht umhin, Entscheidungen zu treffen, ohne immer schon sicher zu wissen, wie die Dinge ausgehen werden. Und wir müssen auch ihre Konsequenzen – Erfolg oder Misserfolg, Sieg oder Niederlage – annehmen. Unentschlossenheit, ein anderes Wort für diese Art des Zweifels, schwächt uns. Sie zerreißt den Geist und nimmt ihm Kraft und Ausrichtung.

Doch es gibt auch eine kluge Seite des Zweifels. Wir könnten sie gesunde Skepsis nennen. Wenn sie sich mit einer prinzipiellen Offenheit gegenüber den Dingen paart, wird der Zweifel hilfreich und ermöglicht uns, neue Erfahrungen zu machen, ohne naiv jedem Unsinn auf den Leim zu gehen. Das Bezweifeln des Zweifelhaften ist schlicht gesunder Menschenverstand. Keine Schrift des Yoga fordert uns dazu auf, ihn an die Garderobe zu hängen. Mahatma Gandhi soll einmal gesagt haben: »Lieber Gott, alles kannst du von mir verlangen, aber bitte lasse mir meinen gesunden Menschenverstand!«

AUCH AUS
IN DEN WEG GELEGT
MAN SCHÖNES

STEINEN, DIE EINEM WERDEN, KANN BAUEN. *Johann Wolfgang von Goethe*

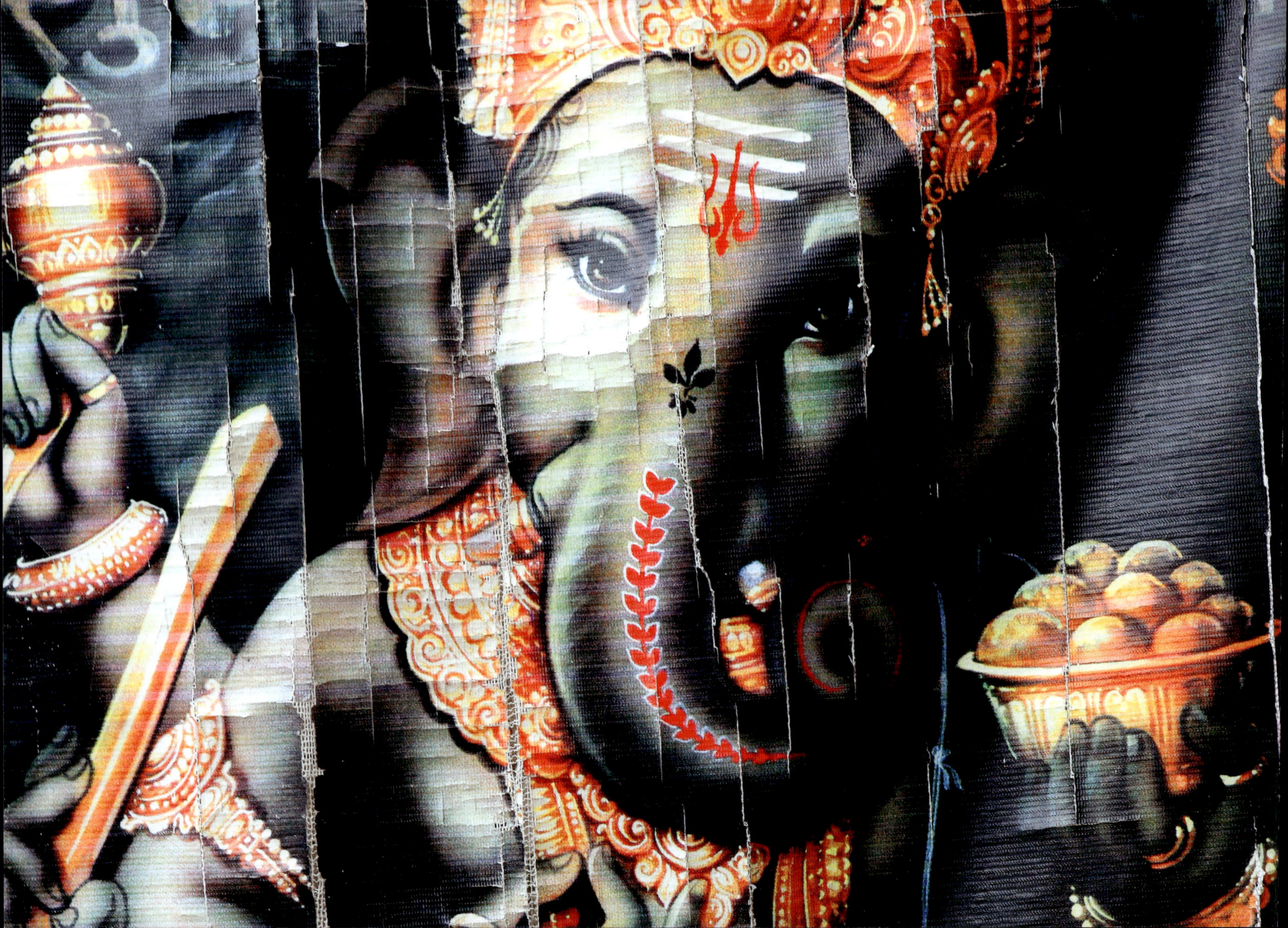

In unsicheren Zeiten ist Ganesha für mich die beste übergeordnete Energie. Er ist klug und stark und gilt als Beseitiger aller Hindernisse. Davon erzählt allein seine Geschichte, die wir schon aus der Sicht seiner Mutter Parvati kennengelernt haben: Er hatte sie beim Baden bewacht und Shiva nicht zu ihr durchgelassen, woraufhin dieser ihm den Kopf abgeschlagen hatte. Doch als Shiva erfuhr, wen er da getötet hatte, ließ er reumütig einen neuen Kopf für Parvatis Sohn suchen und erweckte ihn wieder zum Leben. Seitdem trägt Ganesha den Kopf eines Elefanten.

In Indien wird Ganesha immer dann angebetet, wenn Menschen etwas Neues wagen. Denn er gilt auch als Gott des Anfangs und des Gelingens. Er verleiht Erfolg und stiftet Frieden. Deshalb widme ich meine Gedanken ihm, wenn ich große Entscheidungen zu treffen habe, oder gebe sie sogar ganz an ihn ab und bitte ihn, mich auf den richtigen Weg zu führen. Ganeshas Elefantenkopf steht für seine Weisheit, und die Maus, die ihn oft begleitet und auf der er sogar reitet, symbolisiert das Ego, das er überwunden hat.

GANESHA

WENN DIR EINE STIMME IN DEINEM INNEREN SAGT, DASS DU NICHT MALEN KANNST, DANN GIBT ES NUR EINS: FANG AN ZU MALEN – UND DIE STIMME WIRD VERSTUMMEN.

Vincent van Gogh

HINDERNISSE SIND JENE
FURCHTBAREN DINGE, DIE DU SIEHST,
SOBALD DU DEN BLICK VON DEINEM
ZIEL ABWENDEST.

Henry Ford

Wie wichtig es ist, sein Ziel genau vor Augen zu haben, erzählt die Geschichte der amerikanischen Langstreckenschwimmerin Florence Chadwick. Als sie 1950 den Ärmelkanal von Frankreich nach England in nur 13 Stunden und 20 Minuten durchschwamm, gelang ihr ein Weltrekord. Zwei Jahre später nahm sie es mit der Meerenge zwischen der Insel Catalina und der kalifornischen Küste auf – eine Strecke von 42 Kilometern. Das Wasser an diesem Tag war eisig, es herrschte Nebel, und Haie schwammen um sie herum. Millionen Menschen sahen ihr über die Fernsehsender zu. Doch Florence Chadwick gab auf. Nur wenige hundert Meter vor dem Ziel.

Als sie steif vor Kälte aus dem Wasser geholt wurde und die Reporter sie fragten, warum sie so kurz vor dem Ziel aufgegeben habe, antwortete sie: »Es war der Nebel! Wenn ich die Küste hätte sehen können, wäre ich weitergeschwommen. Wenn man sein Ziel aus den Augen verliert, merkt man nicht mehr, dass man vorankommt, und beginnt aufzugeben.«

Bereits wenige Monate später versuchte Florence Chadwick es noch einmal. Dieses Mal jedoch malte sie sich jedes Detail der Strecke aus, trotz Nebel hatte sie das Ziel immer klar vor Augen – und schaffte so einen neuen Weltrekord.

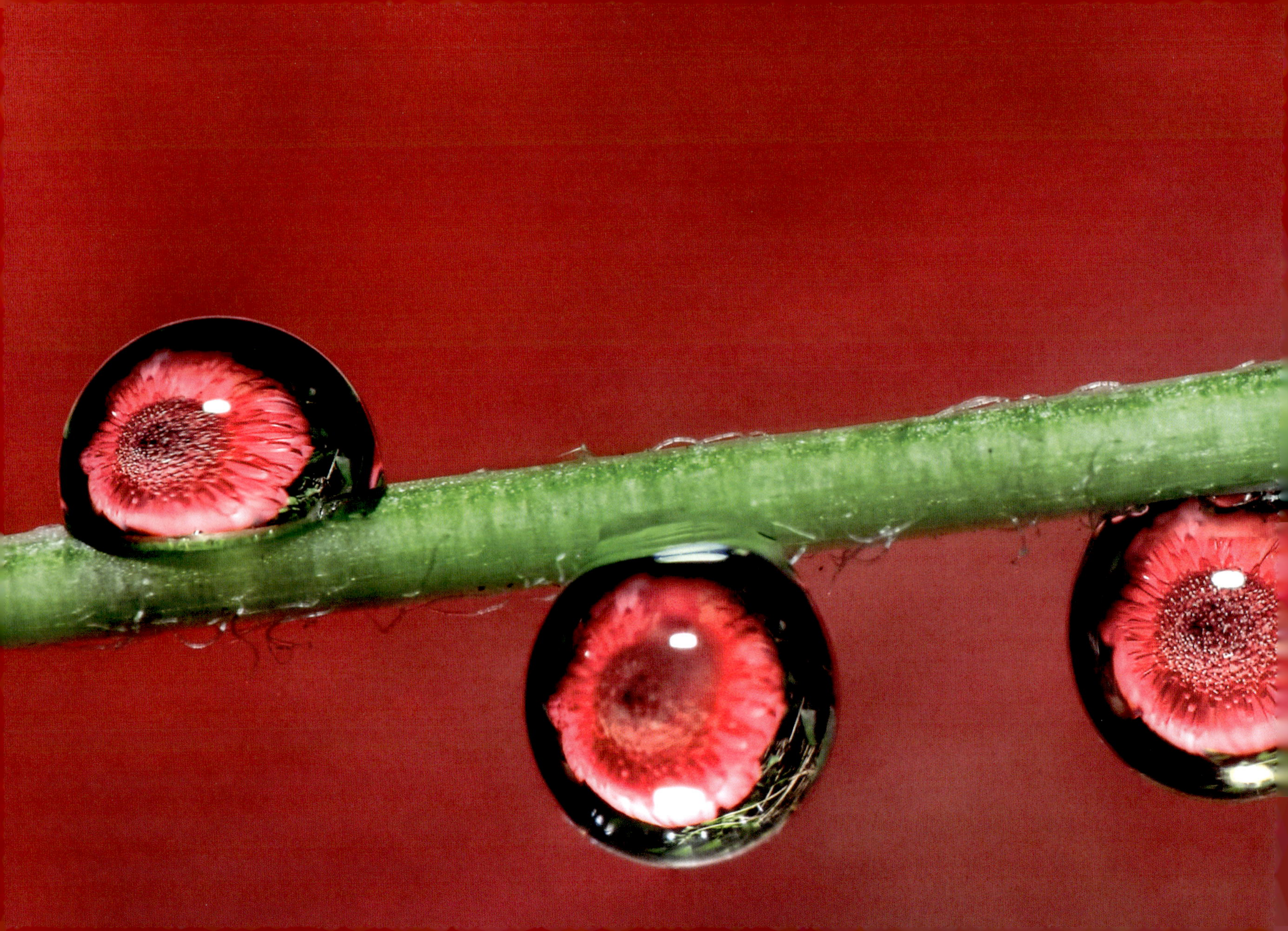

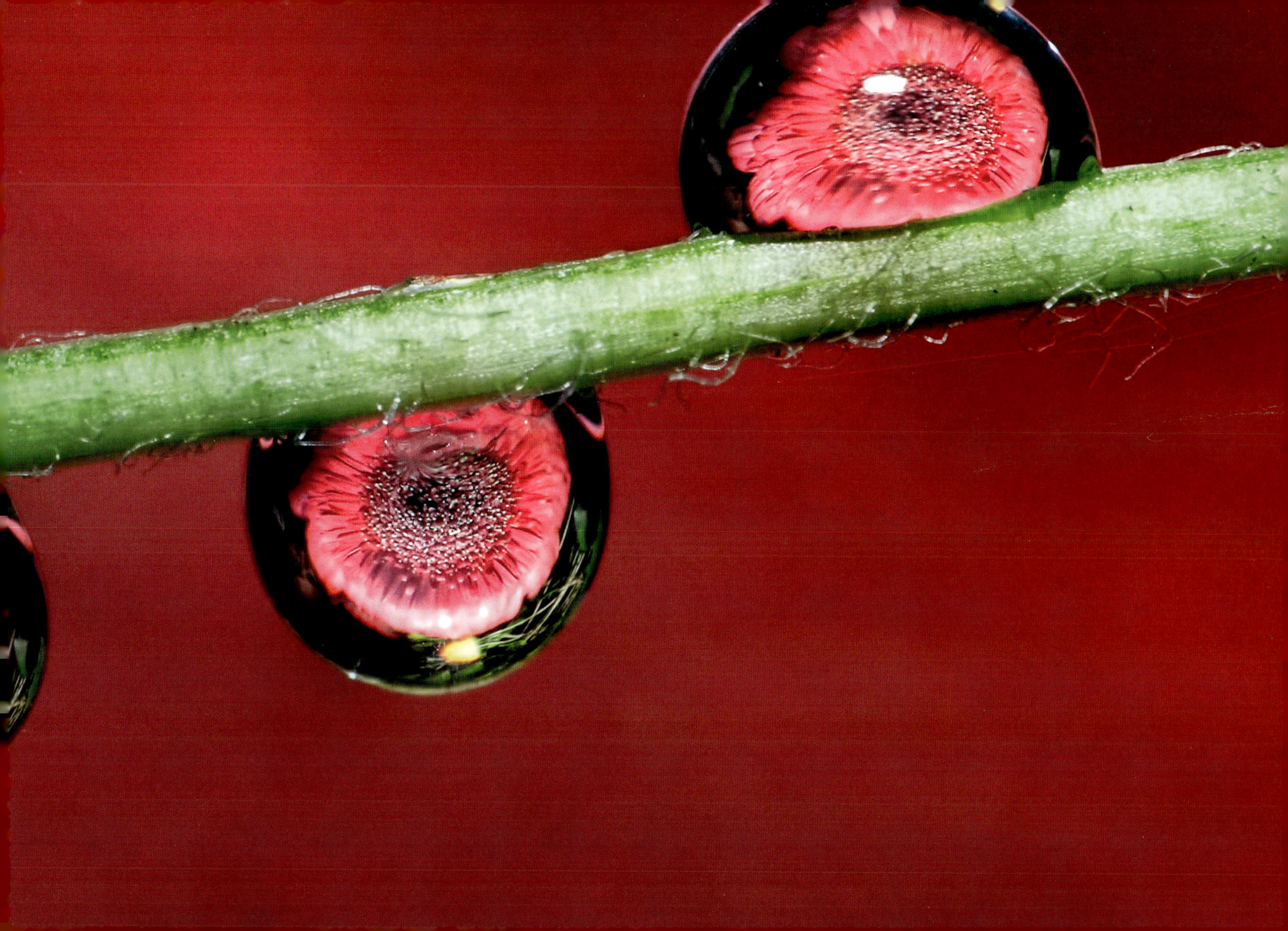

NEUB

Es gibt nur ein

EGINN

Zeit, in der es wesentlich ist, aufzuwachen. Diese Zeit ist JETZT. **Buddha**

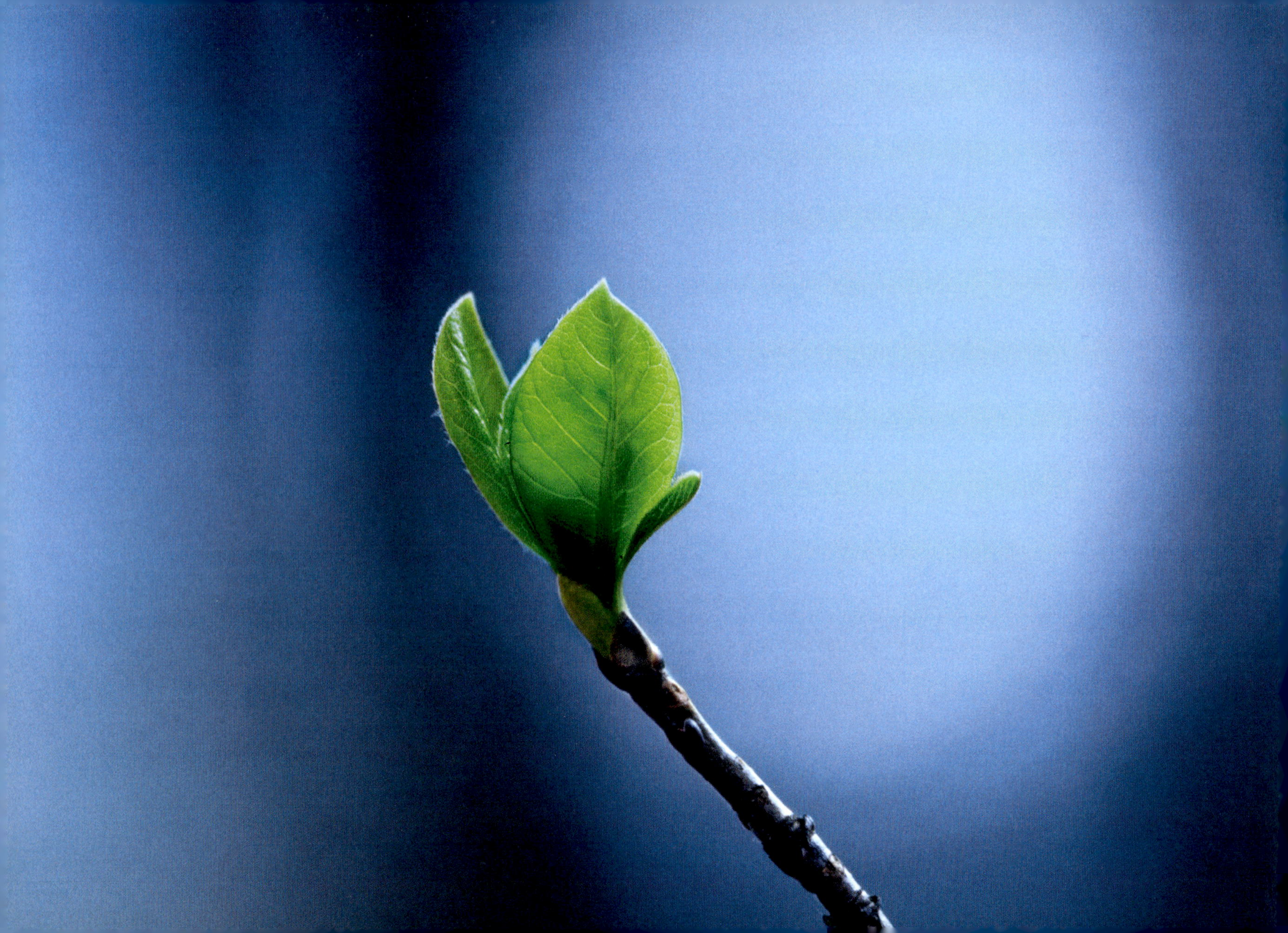

Jetzt also ist es so weit!
Du wachst auf, wendest dich nach innen
und beginnst die Suche.

Atha, jetzt, ist das erste Wort des *Yogasutra*. Die Idee ist, dass das Leben uns hierhergeführt hat, an diesen Punkt, der nicht nur ein Zeitpunkt ist, sondern auch ein Wendepunkt: Yoga führt in unser Inneres, denn dort, sagen die Weisen, liegt das Geheimnis der Existenz verborgen.

»Geh nicht hinaus in den Blumengarten!«, ruft der Poet Kabir: »Freund! Geh nicht dahin! Der Blumengarten ist in deinem Körper. Setz dich auf die tausend Blütenblätter des Lotus und blicke von dort auf die unendliche Schönheit.« In den Blumengärten der Welt, will Kabir sagen, können wir tun und erreichen, so viel wir wollen. Doch die Antwort auf die großen Fragen des Lebens werden wir dort nicht finden. Jetzt also ist es so weit! Du wachst auf, wendest dich nach innen und beginnst die Suche. Und, so das Versprechen, du wirst finden, was du niemals verloren hast.

In *Atha* steckt natürlich auch die Idee der Gegenwärtigkeit, des bewussten Seins in diesem Augenblick. Es ist die einzige Zeit, die wir haben, weil das Gestern gegangen und das Morgen noch nicht gekommen ist. Sie existieren nur als Idee in unserem Kopf. Ja, es ist hilfreich, sich an vergangene Fehler zu erinnern, um sie in Zukunft zu vermeiden. Und ja, es ist auch ratsam, vernünftig zu planen, damit das Morgen nicht zum Chaos wird. Doch wenn der Geist dem Schönen nachweint, das verloren ist, und den Schmerz von einst nicht vergeben kann, und wenn er voller Sorge an das Morgen denkt, von dem er nicht einmal sicher weiß, dass er es erleben wird: Dann wird das Jetzt zur Qual.
Irgendwann, so viel ist sicher, kommt der Punkt, an dem wir alles verlieren, denn die Schönheit der Welt ist sterblich. Das macht den gegenwärtigen Moment so wertvoll. *Purusha*, das Licht reinen Gewahrseins, lebt ewig – es durchstrahlt diesen Augenblick. Yoga will ganz in ihn eintauchen und sich so mit der Ewigkeit verbinden. *Atha* ist ein Neubeginn. *Atha* ist jetzt.

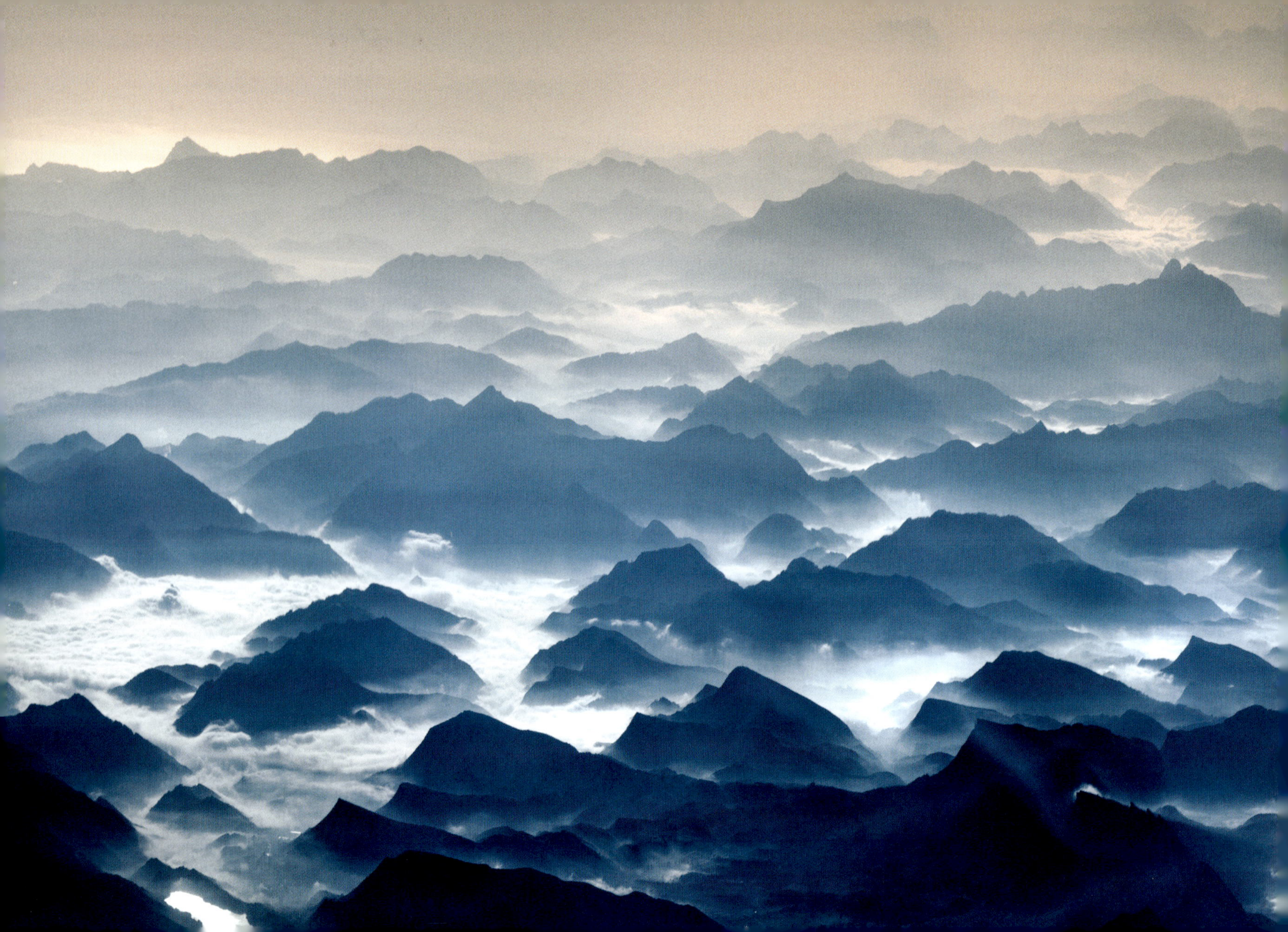

Brahma ist der Urvater aller Wesen und Schöpfer der Welt. Wenn ich an die Gegenwart denke, denke ich an ihn. Denn nur im gegenwärtigen Moment können wir in vollen Zügen aus unserem Innersten schöpfen und begreifen, was wirklich wichtig ist. Deshalb steht das Jetzt ja auch für den Neuanfang.

Brahma wird oft begleitet von einem Schwan, der für Reinheit und Unterscheidungskraft steht. Auf dem Rücken des Schwans kann Brahma jeden Ort im Universum erreichen. Genauso wie wir, wenn wir den jetzigen Moment pur und achtsam erleben, sehr vieles auf einmal begreifen können. Weil wir mit dem großen Ganzen verbunden sind. Das ist genau das, was ich beim Yoga-Praktizieren spüre. Nach einer guten Yogastunde fühle ich tatsächlich, dass ich so, wie ich erschaffen bin, vollkommen bin, und erlebe das Gefühl von innerer Weite und Grenzenlosigkeit.

BRAHMA

HIER IST DIE WAHRHEIT DES YOGI

DU DICH SORGEN MUSST. DU BIST

SCHÖN, LIEBEND UND

WAS ES ZU

ES GIBT NICHTS, WORÜBER
GANZ, VOLLKOMMEN, PERFEKT,
GLÜCKSELIG, UND DU WEISST ALLES,
WISSEN GIBT. *Steve Ross*

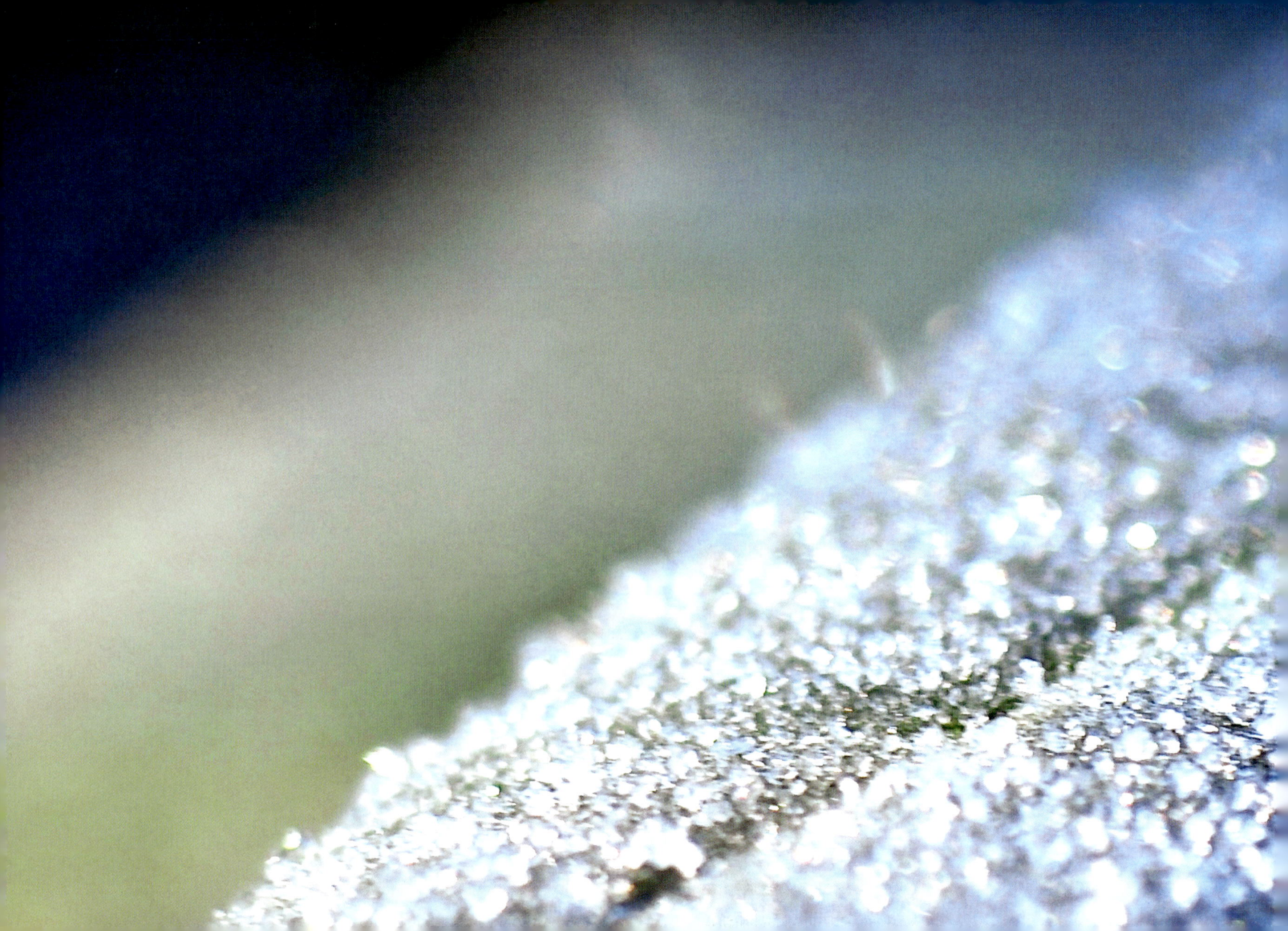

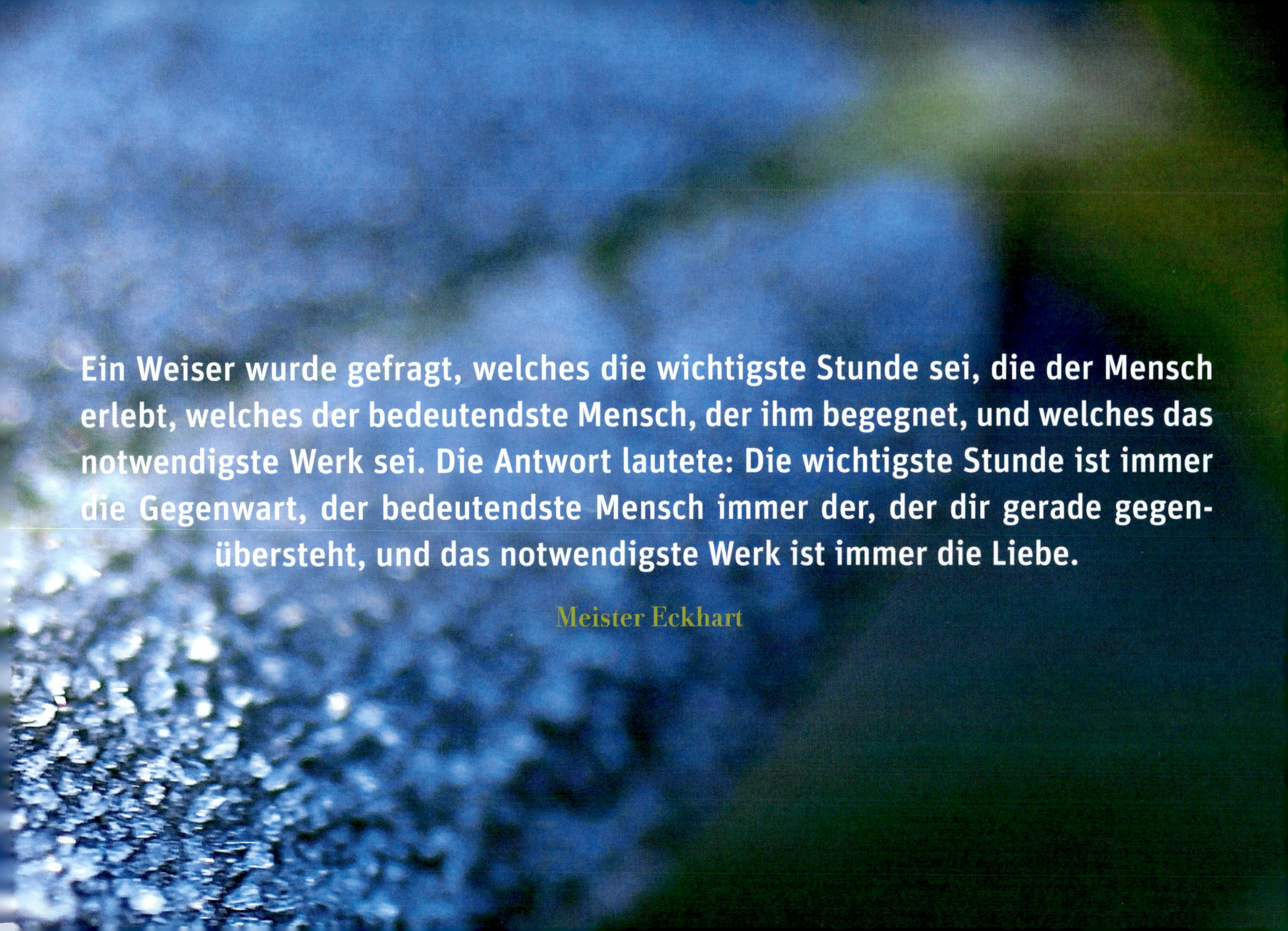

Ein Weiser wurde gefragt, welches die wichtigste Stunde sei, die der Mensch erlebt, welches der bedeutendste Mensch, der ihm begegnet, und welches das notwendigste Werk sei. Die Antwort lautete: Die wichtigste Stunde ist immer die Gegenwart, der bedeutendste Mensch immer der, der dir gerade gegenübersteht, und das notwendigste Werk ist immer die Liebe.

Meister Eckhart

HOFF

NUNG

Am besten, man hofft, dass die Dinge sind, wie sie sind.

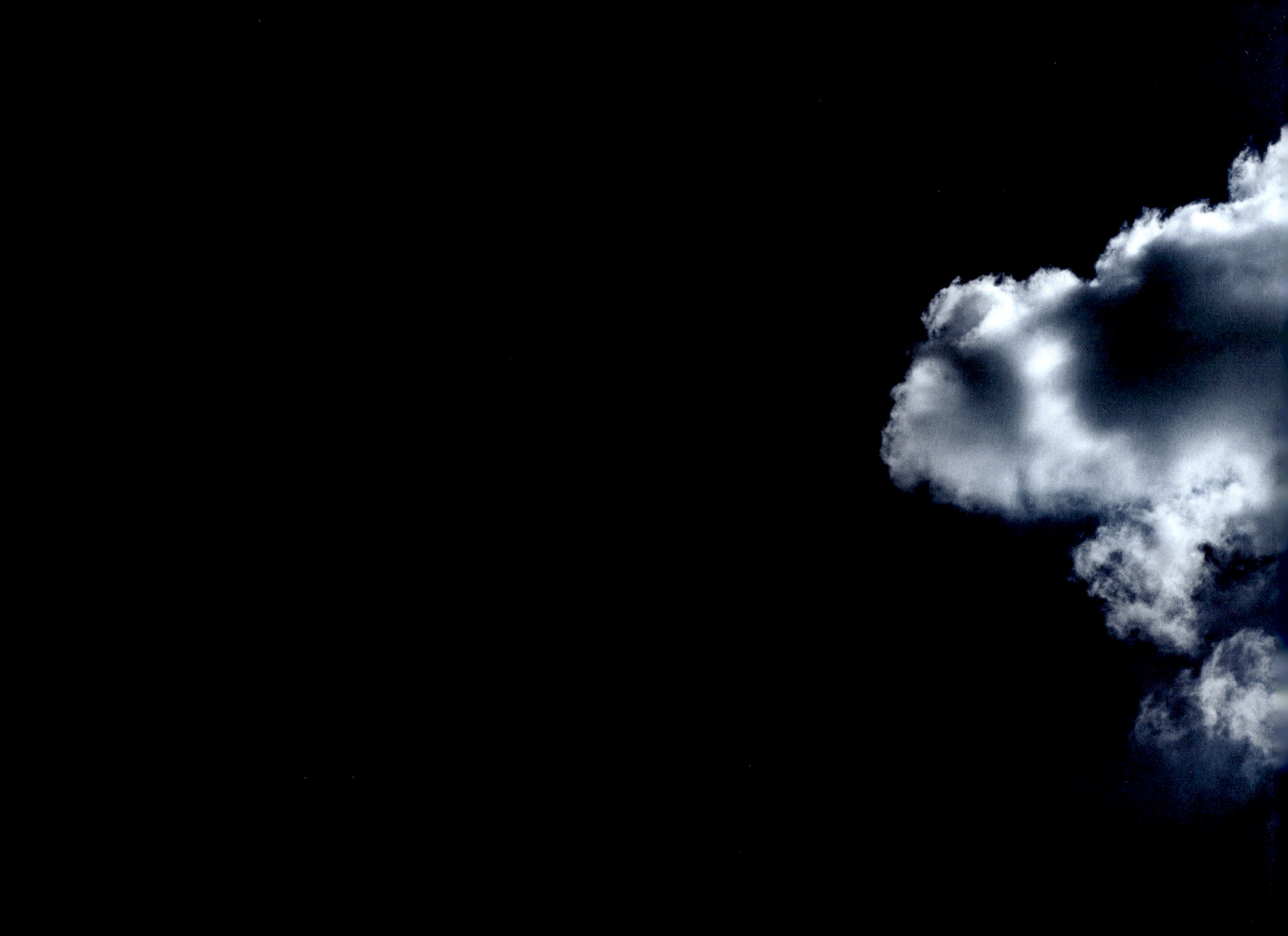

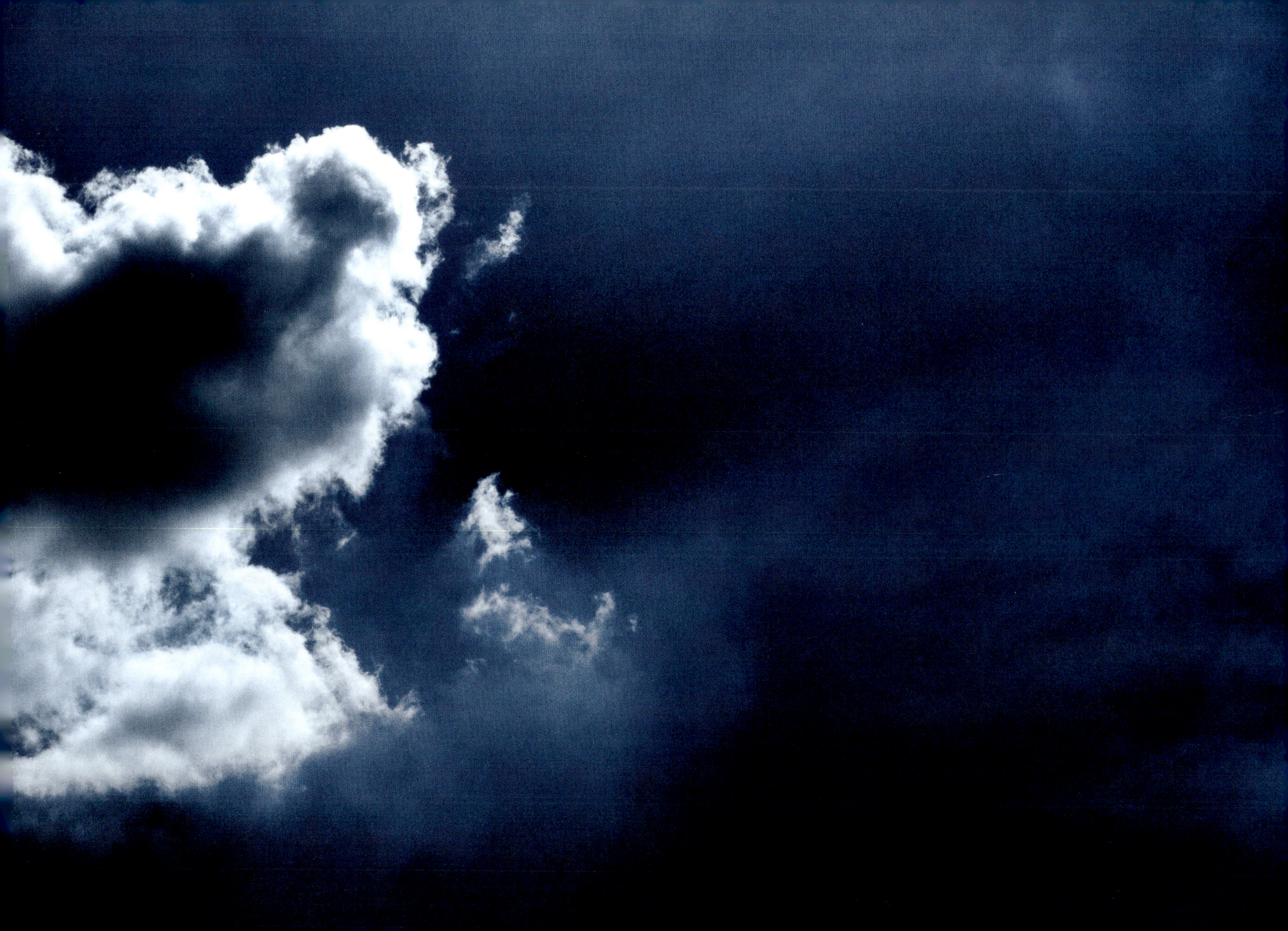

HOFFNUNGEN UND WÜNSCHE NEHMEN UNSEREM GEIST DEN FRIEDEN IM JETZT, WEIL SIE IHN AN EINEN UNVORHERSEHBAREN ZUSTAND IN DER ZUKUNFT BINDEN.

Hoffen ist zutiefst menschlich. Wir hoffen so viele Dinge: dass wir selbst und unsere Familie gesund bleiben und unsere Kinder eine gute Zukunft erleben dürfen. Wir hoffen, dass die Welt friedlicher wird. Wir hoffen auf ein gutes Leben – was immer wir darunter auch verstehen mögen: schöne Erfahrungen, eine glückliche Partnerschaft, Erfolg, Wohlstand und vieles andere noch. Die Hoffnung trägt so viele Gesichter, wie Menschen Wünsche haben. Und für manche Menschen, die im Elend leben, mag sie sogar das Letzte sein, das ihnen die Kraft zum Weiterleben gibt: die Hoffnung, dass irgendwann alles besser wird als jetzt.

So vollkommen menschlich und verständlich es ist, dass wir Hoffnungen haben, so liegt doch auch ein Problem darin: Hoffnungen und Wünsche nehmen unserem Geist den Frieden im *Jetzt*, weil sie ihn an einen unvorhersehbaren Zustand in der *Zukunft* binden. Wir hoffen oder wünschen jetzt, dass die Dinge in unserem Leben sich in der *Zukunft* so oder so entwickeln, oder, falls wir im Moment glücklich sind, so bleiben mögen, wie sie sind.

Woher nehmen wir eigentlich die Sicherheit, dass die Erfüllung unserer Wünsche, so nachvollziehbar sie sein mögen, wirklich das Richtige für unseren Lebensweg ist? Was ist, wenn alles anders kommt als erhofft, erwünscht oder erwartet? Läge nicht viel mehr Frieden darin, das Leben jeden Moment so anzunehmen, wie es ist, ohne uns Hoffnungen für die Zukunft zu machen? Wie geht es uns eigentlich *jetzt*, wenn wir die Möglichkeit durchspielen, dass unsere Hoffnungen in der Zukunft nicht eintreten könnten? Wenn wir über das Scheitern von Hoffnungen nachdenken, dann landen wir bei der *Sorge*. Und die Sorge, diese schlimme Unruhe, ist das Gegenteil inneren Friedens, sie ist die Hölle auf Erden.

Was unsere Erwartungen an die Zukunft anbelangt, da gibt uns Krishna in der *Bhagavad Gita* einen Rat, wie er klarer nicht sein könnte: Gib dein Hoffen auf! Lass es los! Nimm die Dinge an! Zugegeben: Das ist radikal und sicher nicht für jeden zur Gänze lebbar. Doch Patanjali im *Yogasutra* und Krishna in der *Bhagavad Gita* geht es um alles: um das Höchste. Diese Hoffnung ist die einzige, die sie empfehlen würden.

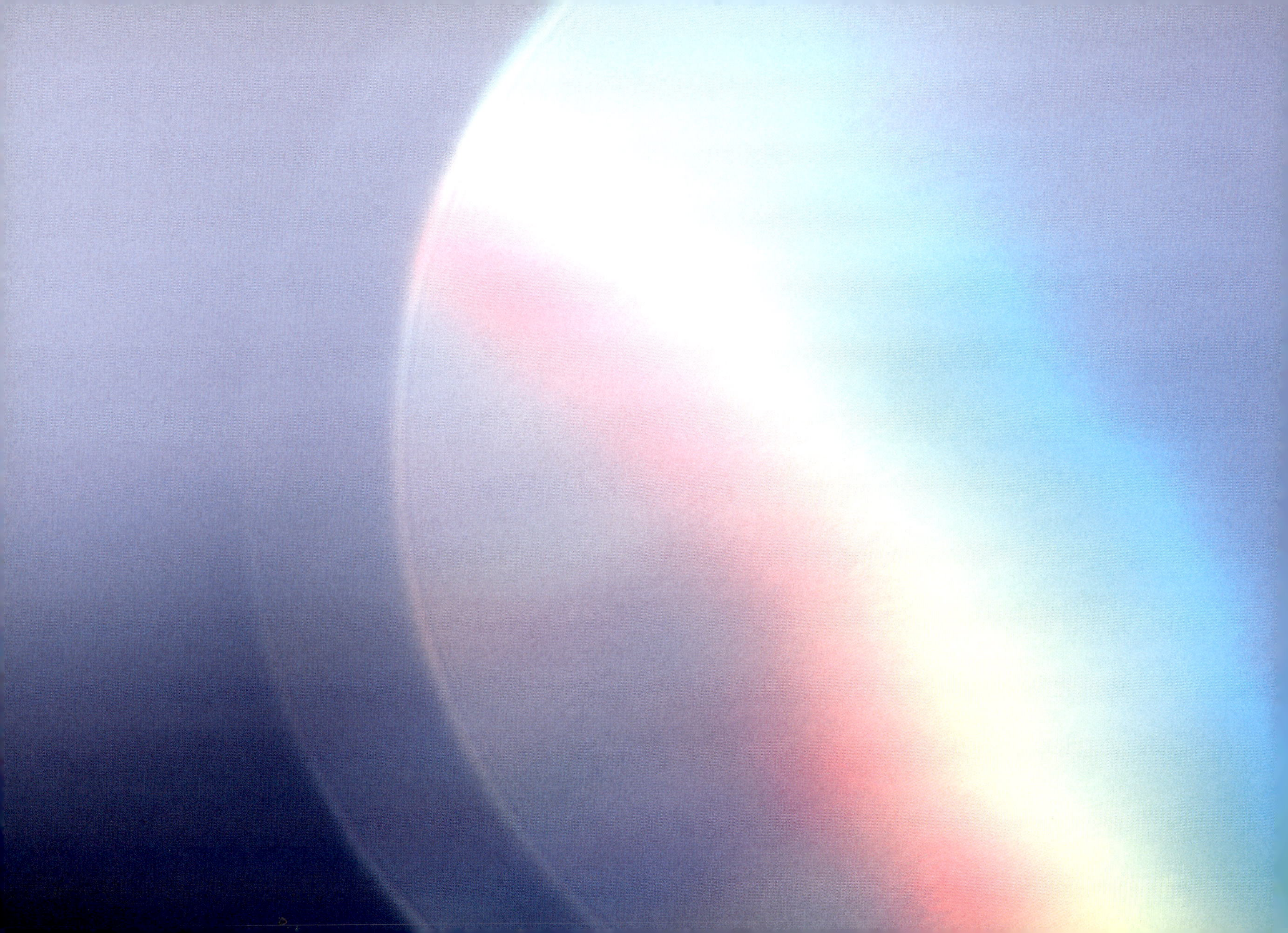

Wenn wir hoffen, denken wir an eine Welt, die besser ist und in der Zukunft liegt. Wenn wir hoffen, sind wir nicht im Jetzt. Das leuchtet natürlich ein und ist ein wichtiger und wahrer Gedanke. Trotzdem kann ich mir ein Leben ohne Hoffnung nicht vorstellen. Ich würde in meinem Leben nur ungern ganz auf sie verzichten wollen.

In Indien verehren viele Menschen den Sonnengott Surya. Die Sonne ist eine höhere Kraft. Sie wärmt, schenkt Licht und begleitet uns durch den Tag. Ohne Sonne gibt es so gut wie kein Leben. Die Sonne ist die Antriebskraft des Lebens. Sowie die Hoffnung für mich die Antriebskraft der Menschen symbolisiert.

SURYA

GENAU GENOMMEN LEBEN
IN DER GEGENWART; DIE
VOR, DEMNÄCHST

SEHR WENIGE MENSCHEN
MEISTEN BEREITEN SICH
ZU LEBEN. *Jonathan Swift*

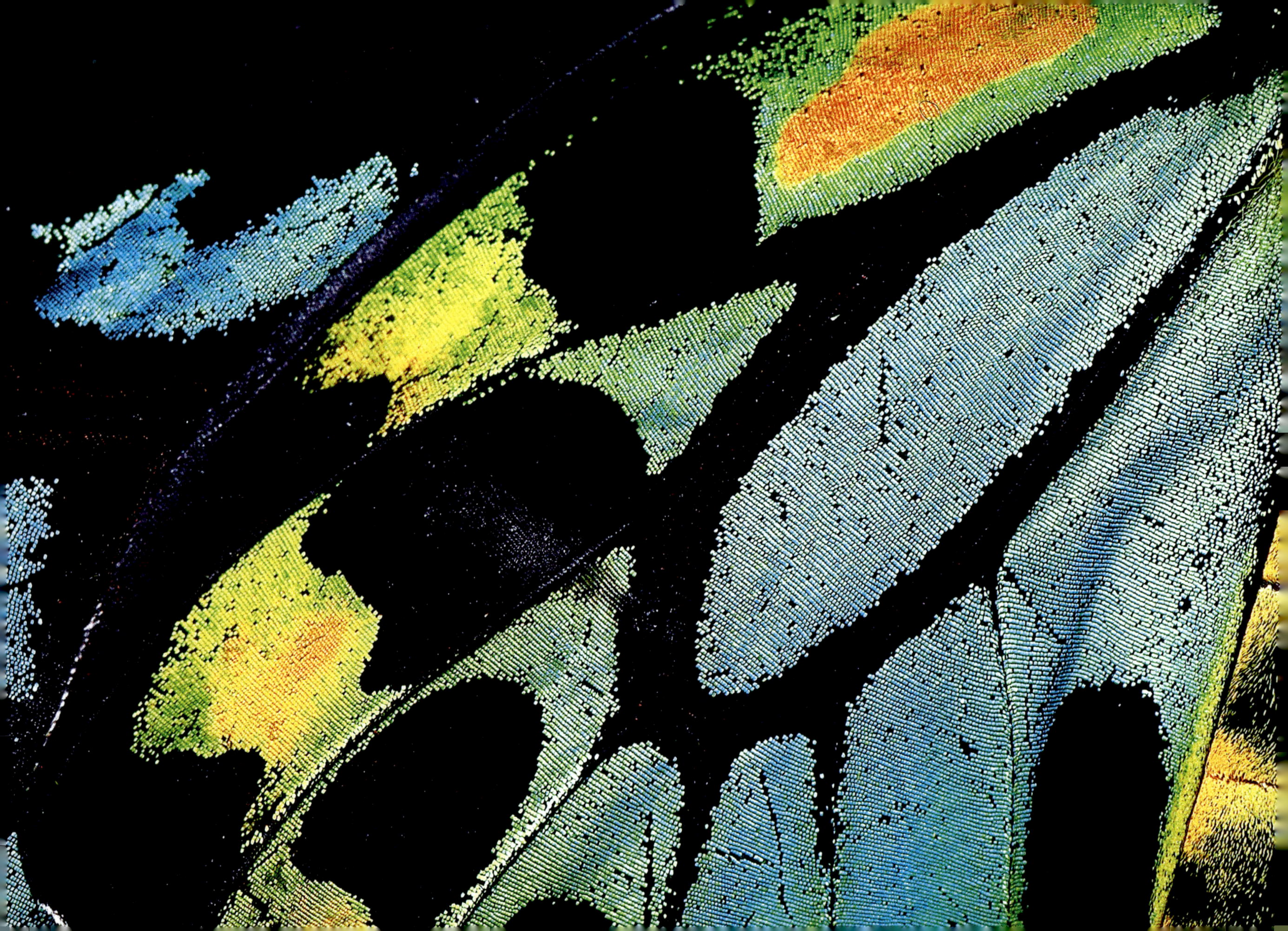

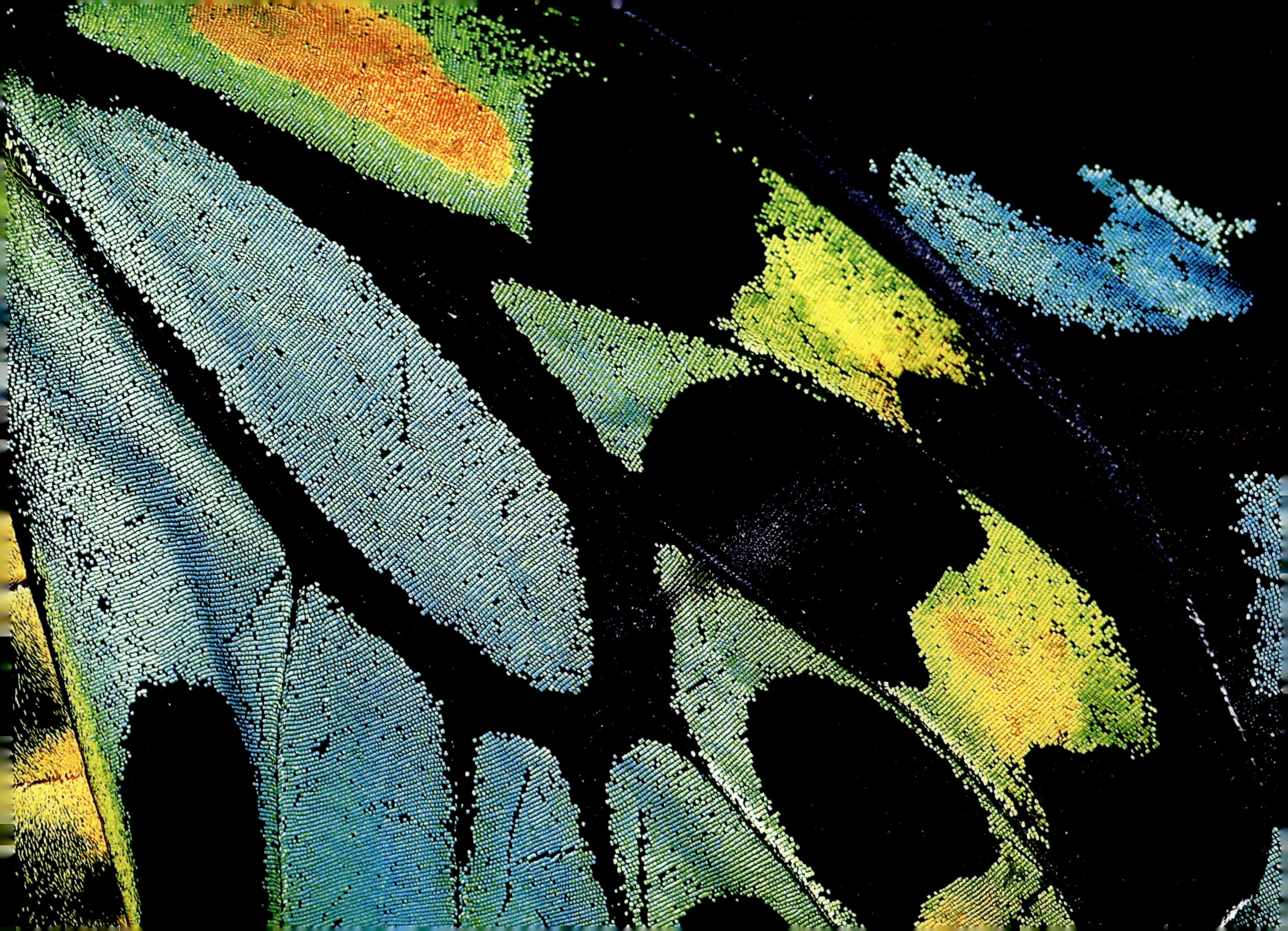

SINNLI

CHKEIT

LEBE MIT SANFTEN WOGEN,
IM RHYTHMUS DER SINNLICHEN GEDANKEN,
ZUM LICHT DER SONNE,
ZUM LÄCHELN DER LIEBE.

M. John

Die Sinne sind unsere Tore zur Welt. Anders als der Geist, der über Vergangenheit und Zukunft sinnieren kann und das auch allzu gerne tut, funktionieren die Sinne nur in der Gegenwart. Der Akt der Wahrnehmung geschieht immer jetzt. Nur jetzt kann ich sehen und fühlen, kann ich hören, schmecken und riechen. Nur jetzt kann ich leben. Was ich gestern erlebt habe, ist heute nur noch Erinnerung, nur ein mentaler Inhalt.

Manchmal denken die Menschen beim Wort *Yoga* vor allem an schwierige Körperübungen oder an Asketen, die nichts tun, außer zu fasten und bewegungslos in der Meditation zu verharren. So kann der Eindruck entstehen, es ginge um das Unterdrücken, das Abtöten der Sinnlichkeit. Doch nirgendwo in den Schriften steht geschrieben, dass wir keine Freude am Sein haben sollten! Ganz im Gegenteil: Krishna sagt Arjuna in der *Bhagavad Gita*, unser Körper ist ein Tempel. Gott wohnt darin. Unseren Tempel sollten wir rein halten, ihn achten und wertschätzen. Über diesen Ort der Heiligkeit dürfen wir uns freuen und ihn genießen mit allen Sinnen.

Die Sinne wurden uns sicher nicht geschenkt, um sie unbenutzt zu lassen, sondern damit wir die Welt durch sie erfahren. Sie sind Teil des kosmischen Spiels, das man *Lila* nennt, Teil des Lehrplans, den die Schöpfung für uns vorgesehen hat. Wir dürfen also freudig eintauchen in sie. Nur eines, das sollten wir dabei nicht vergessen: Wir sind viel mehr als das, mehr als Sinne, mehr als Körper, mehr sogar als Geist – wir sind eins mit der *über*-sinnlichen Quelle, aus der wir kommen. Und noch etwas ist wichtig: *Alle* Wesen erfahren die Welt über ihre Sinne. *Alle* erfahren Freude und Schmerz. Unsere Sinne sinn-*voll* zu leben verlangt, sie achtsam zu nutzen. So kommen wir ins Jetzt, genießen das Leben und achten die Schöpfung.

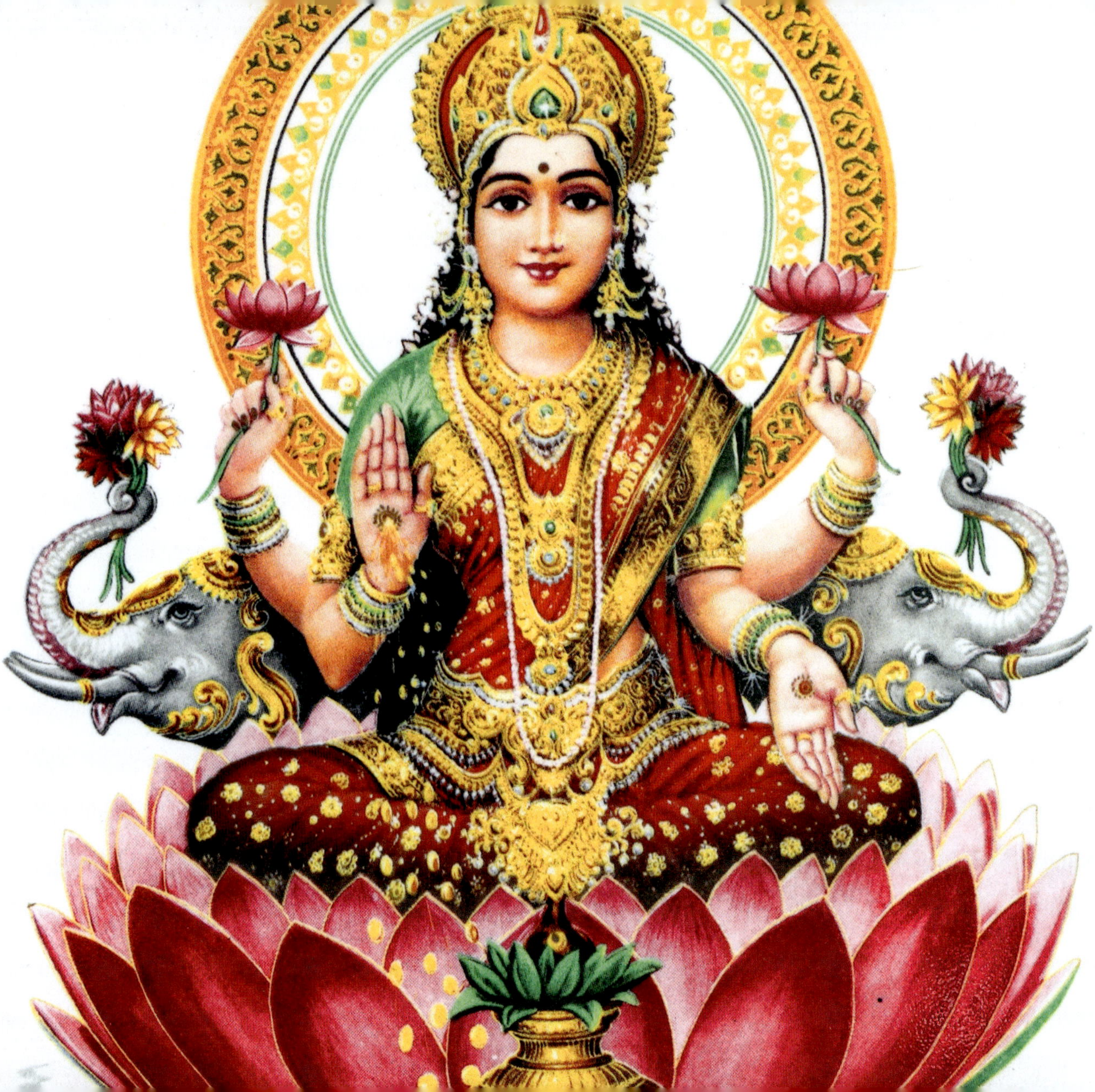

Ich freue mich jedes Mal, wenn ich ein Bild von Lakshmi sehe, wie sie auf ihrer Lotusblüte sitzt und aus dem Vollen schöpft. Lakshmi ist die Göttin der Schönheit, des Glücks, der Fülle und des Wohlstands. Der Legende nach wurde sie geboren, als Vishnu das Milchmeer aufquirlte. Ihr Wesen ist großzügig und gütig. Sie spendet Freude, Segen und Harmonie, und sie erinnert mich daran, dass wir auch hier sind, um das Leben in vollen Zügen zu genießen. Oft sieht man in Indien in Geschäften neben der Kasse Bilder von Lakshmi angebracht. Ich finde das sehr lustig – weil es in dem Bestreben so ehrlich ist. In Indien werden Schönheit und Reichtum auch als göttliche Ziele angesehen. Mit Reichtum ist ja nicht nur Materielles gemeint. Auch ein an Erfahrung und Eindrücken volles Leben ist reich.

LAKSHMI

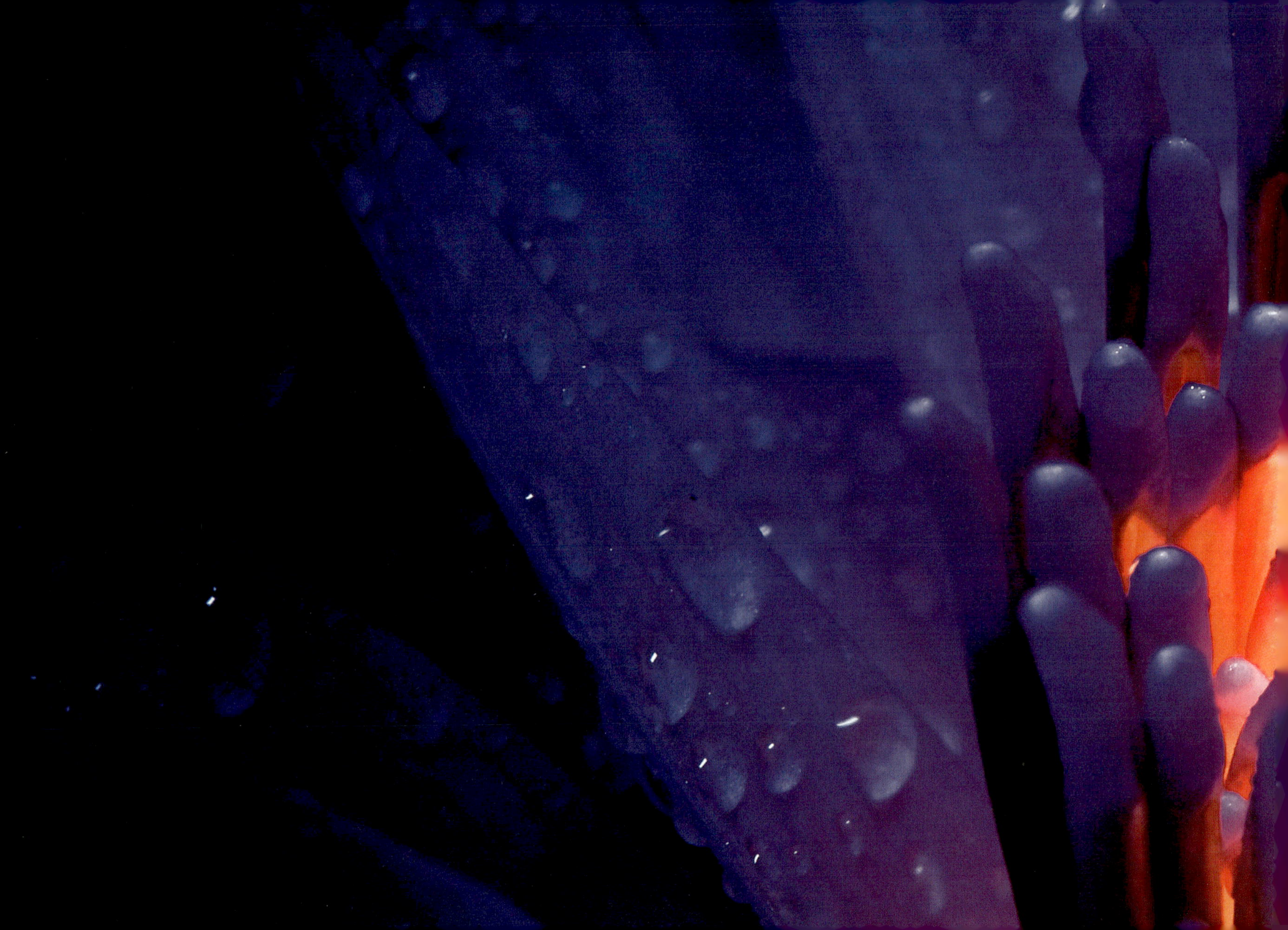

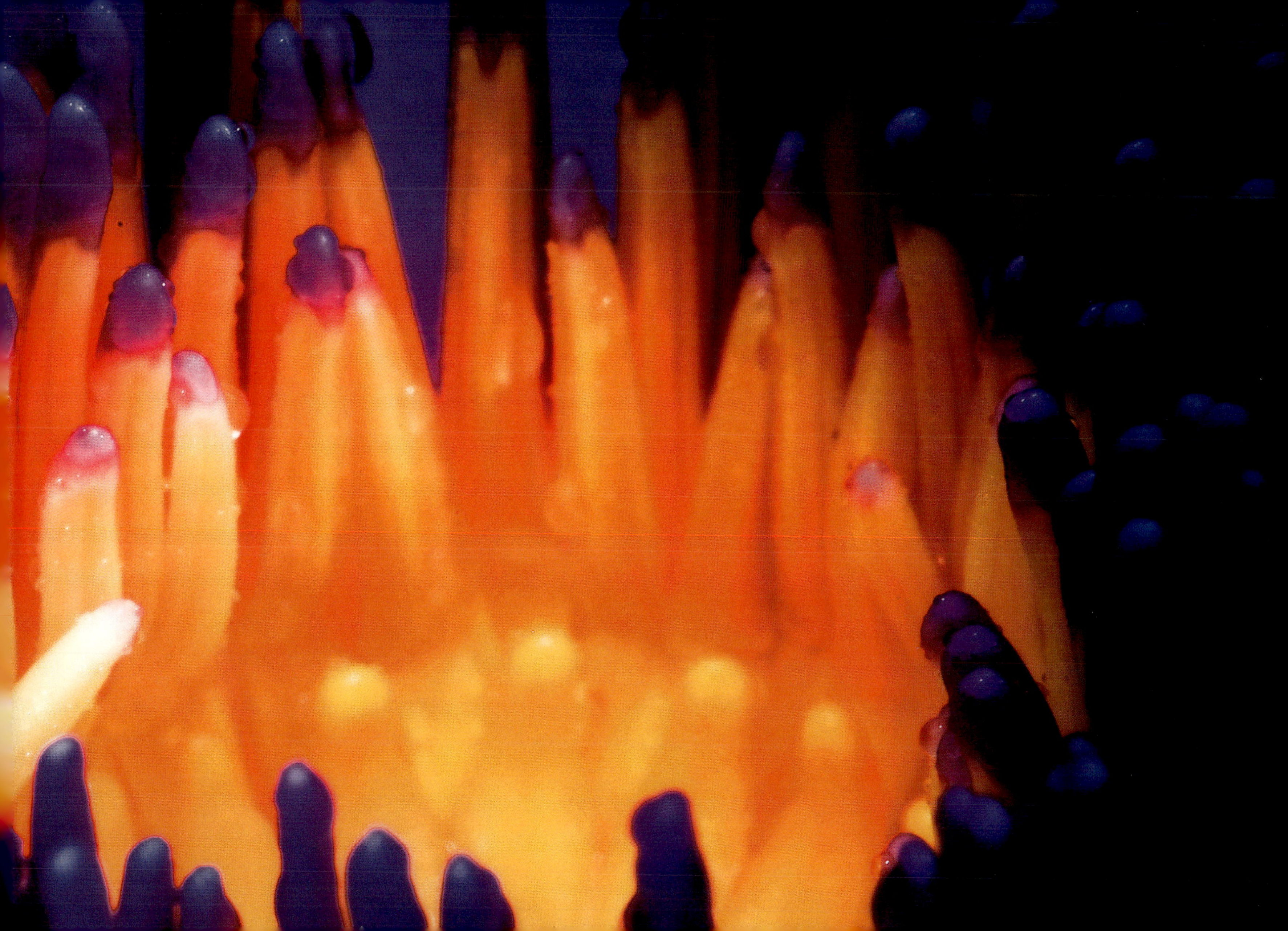

NUR JEMAND, DER WEISS, WAS
BAUM ODER DIE STERNE ODER
FLUSSES MIT VÖLLIGER HINGABE
SEHEN, BEFINDEN

SCHÖNHEIT IST, BLICKT EINEN
DAS FUNKELNDE WASSER EINES
AN, UND WENN WIR WIRKLICH
WIR UNS IM ZUSTAND
DER LIEBE. Krishnamurti

STI

LLE

NACH DER STILLE IST ES DIE MUSIK,
DIE DAS UNAUSSPRECHLICHE AM EHESTEN
AUSZUDRÜCKEN VERMAG.

Aldous Huxley

Stille, Ruhe und Frieden sind Begriffe, die eine zentrale Rolle im Yoga spielen. Das *Yogasutra* beginnt sogar mit der Idee der Stille. Patanjali sagt am Anfang des ersten Kapitels: »Yoga ist das Zur-Ruhe-Kommen der dauernd sich verändernden mentalen Muster. Dann ruht der Seher in sich selbst. Dies ist Selbstverwirklichung.«

Wenn Patanjali hier »Seher« sagt, meint er unser inneres Licht, die spirituelle Essenz, die uns durchflutet und uns Leben gibt. *Purusha* (das, was in uns wohnt) oder *Atman* (das, was uns den Atem gibt) sind nur andere Worte dafür. Wenn unser Geist ganz still wird, so die Botschaft, können wir zum Kern unseres Seins vordringen und uns mit der tiefsten Wirklichkeit verbinden. Krishna fügt in der *Bhagavad Gita* hinzu, dass dieser Wesenskern eins ist mit allem Sein. Die Stille führt zur Einheitserfahrung. Die christlichen Mystiker nennen sie *Unio mystica*, die »geheime Verbindung«. Und Verbindung ist auch die Übersetzung für das Wort *Yoga*. Es meint einen Bewusstseinszustand inneren Friedens.

Doch ist die Welt von heute nicht das Gegenteil von Stille? Oft ist das Leben ein hektisches Rattenrennen, in welchem einer den anderen zu überholen sucht und Entscheidungen so schnell getroffen werden müssen, dass man nicht einmal mehr die Zeit findet, *in Ruhe* über die Dinge nachzudenken. Wie können wir in dieser umtriebigen Welt Stille finden, gar unsere Essenz? Patanjali würde wohl sagen: Auf deinen *inneren* Frieden kommt es an, nicht so sehr darauf, ob auch das Außen still ist, denn das ist es nicht. Das Leben ist ein buntes Kaleidoskop von Erfahrungen. Dein innerer Friede hängt davon ab, wie du dich zu diesen Erfahrungen in Beziehung setzt: Wo du festhältst oder ablehnst, verlierst du die Stille.

Eine weitere, konkretere Empfehlung würde er uns noch mit auf den Weg geben: Schaffe dir zu Hause eine Insel der Ruhe – und sei es nur ein kleines Eck in deinem Zimmer. Und spätabends oder frühmorgens, wenn die Welt noch schläft oder wann immer dir danach ist: Setze dich hin, und suche das Licht in deinem Herzen. *Höre* den Klang der Stille, und gib ihr Raum – in deinem Zimmer und in deinem Leben.

WENN MAN SEINE RUHE
IST ES ZWECKLOS, SIE

NICHT IN SICH FINDET,
ANDERNORTS ZU SUCHEN.

François de la Rochefoucauld

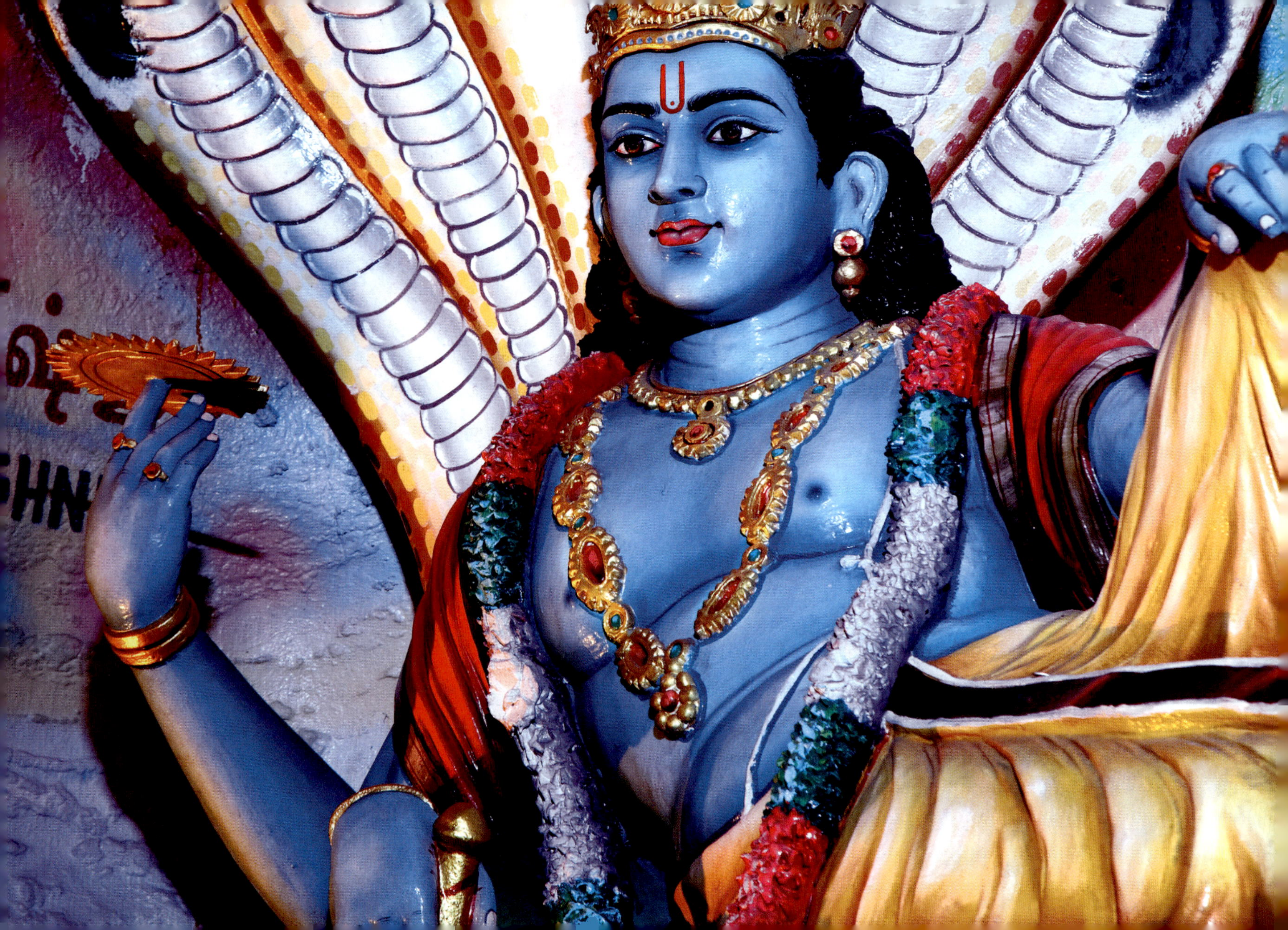

Vishnu ist der Erhalter und Beschützer der Welt. Er unterstützt das Gute und bekämpft das Böse. Deshalb hält er meist einen Diskus in der Hand, den er zur Verteidigung nutzen kann und der zugleich den Lauf der Sonne symbolisiert. Auf seinem Adler Garuda reitet Vishnu durch den Himmel und kommt nur dann hinuntergeflogen, wenn unten auf der Welt etwas im Argen liegt. Für mich passt dieses Bild von Vishnu, der über der Erde schwebt, gut zu dem Gefühl von Stille: Denn die Stille beschützt uns. Sie hilft uns, den Überblick zu bewahren, unsere Möglichkeiten zu sehen und die richtigen Entscheidungen zu fällen. Innere Stille ist Frieden – und Leichtigkeit. Gerade wenn ich einen hektischen Tag hatte oder vom Drehen nach Hause komme, suche ich bei mir zu Hause die Stille. Setze mich auf meine Yogamatte und komme erst einmal an. Bei mir. Und der Quelle meiner inneren Ruhe.

VISHNU

IST DIR SCHON EINMAL
INSPIRATION GENAU DANN
NACH IHR SUCHST? SIE KOMMT
AUFGEGEBEN WURDEN, WENN

AUFGEFALLEN, DASS SICH
EINSTELLT, WENN DU NICHT
WENN ALLE ERWARTUNGEN
DAS GEIST-HERZ STILL IST.

Krishnamurti

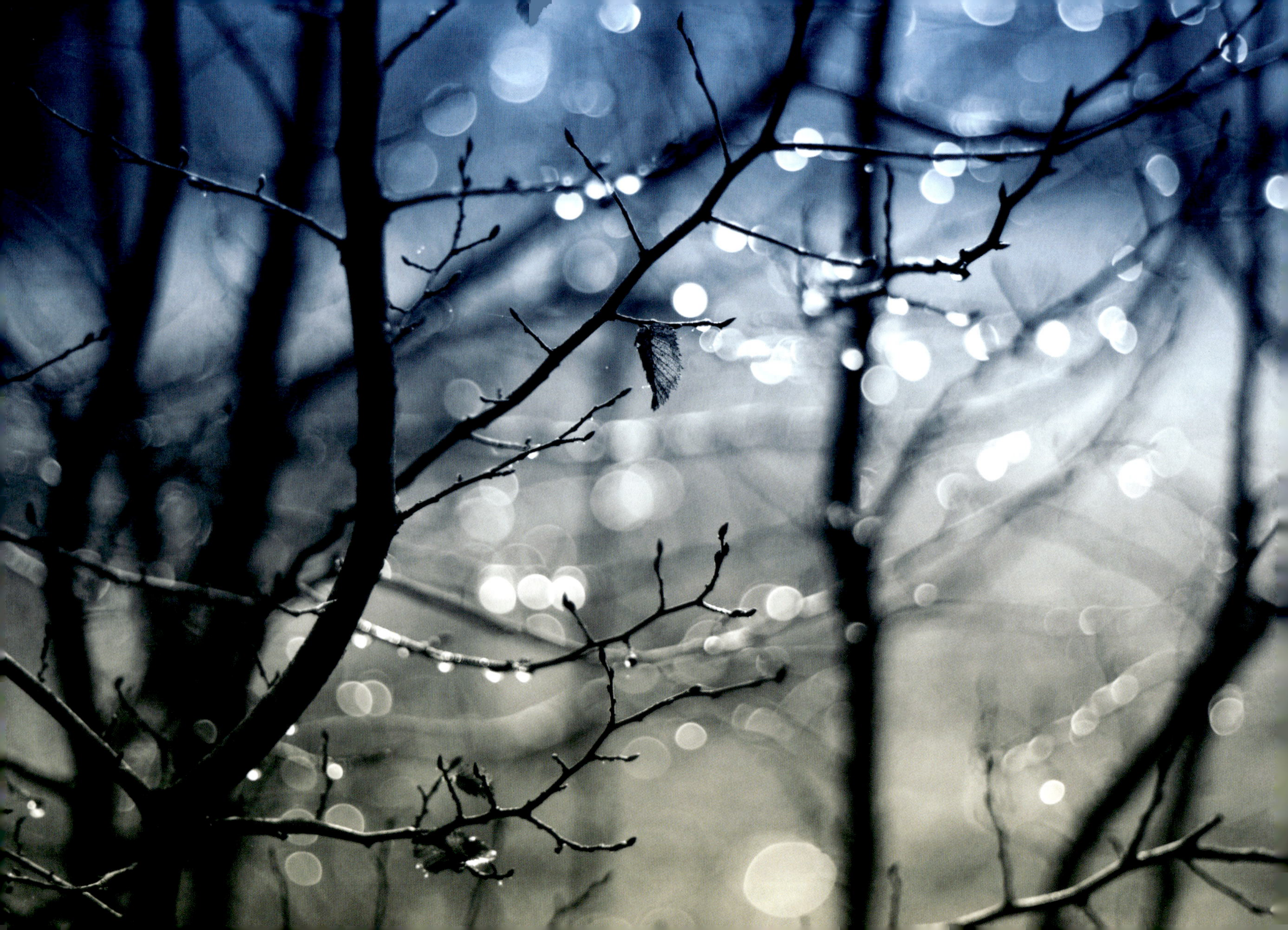

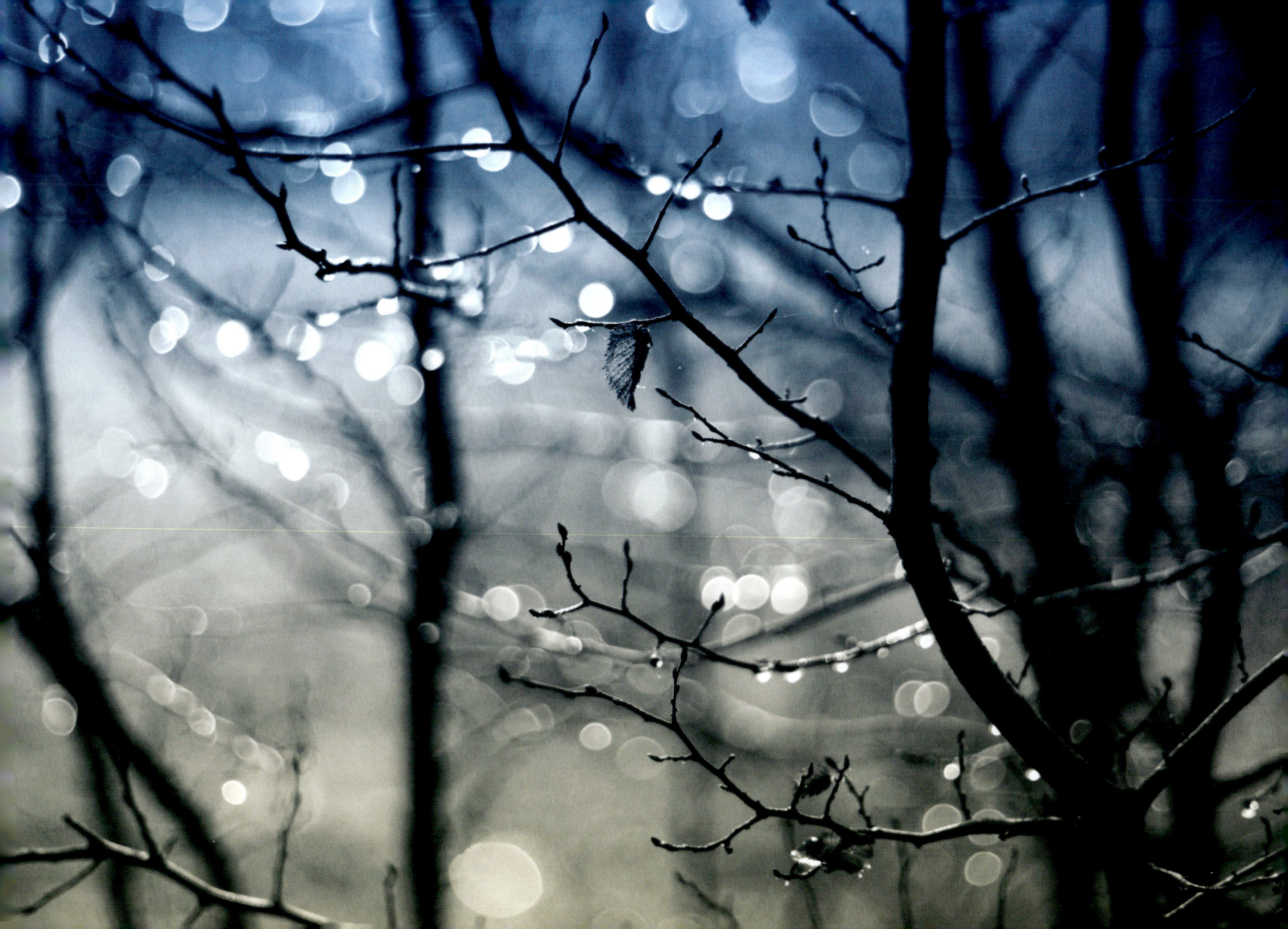

HIN

>>surrender

GABE

t das Wort, das ich im Englischen am meisten liebe. Es bedeutet Hingabe.

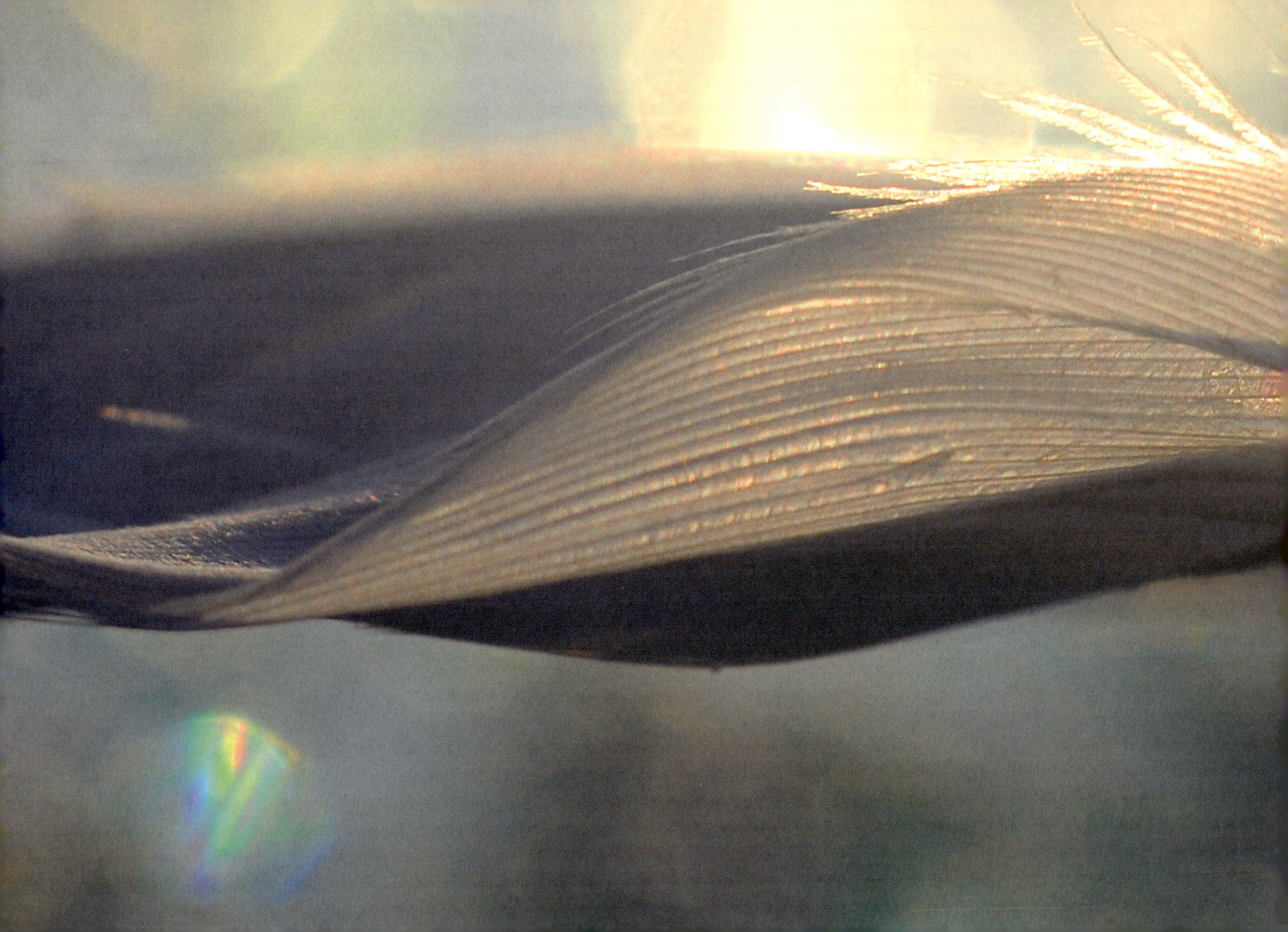

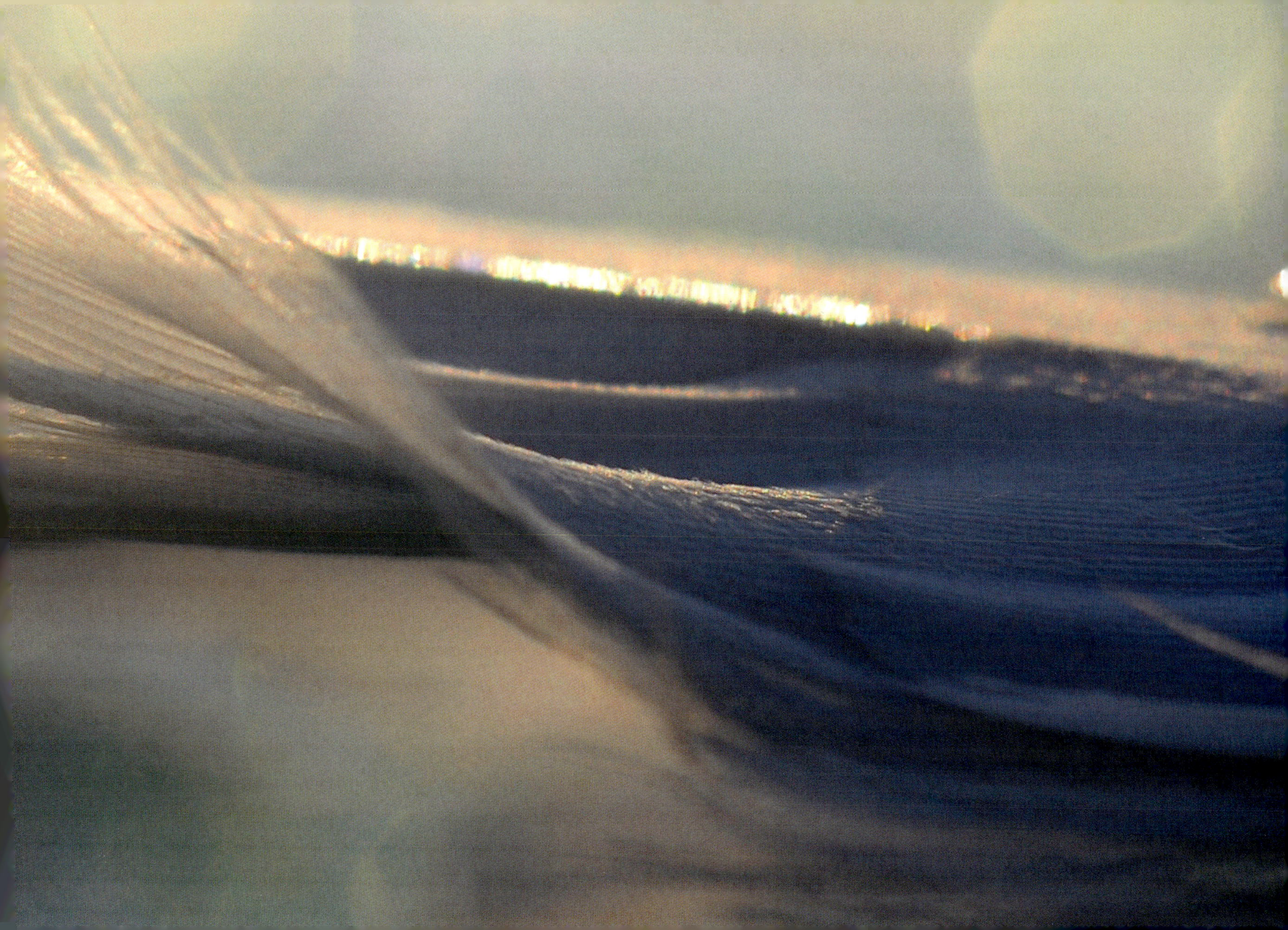

Was könnten wir wohl werden, wenn wir uns ganz der Kraft der Schöpfung hingeben?

Das Sanskritwort für Hingabe lautet *Bhakti*. Es ist auch ein Wort für Liebe und Vertrauen. Um Gefühle also geht es dabei. Eine Yoga-Methode, die Patanjali im *Yogasutra* erwähnt, widmet sich ganz diesem Thema. Er nennt sie *Ishvarah-pranidhana*.

Ishvarah ist ein faszinierendes Wort: *Ish* heißt herrschen, und in *shva* steckt der Atem. Die Endung *ra* verweist auf das Feuer, die Kraft der Transformation. Da gibt es also eine Macht, so die Idee, die das ganze Sein beherrscht und durchflutet, die den Dingen Leben gibt und sie transformiert. *Pranidhana* meint: sich unter diese Kraft begeben, unter ihren Schutz, in ihre Hände. Sich dem Höchsten anvertrauen, dem Fluss des Lebens selbst, und sich diesem in liebender Zuwendung ganz hingeben. Das ist *Bhakti*, die Hingabe. Yogis sind Praktiker: Sie möchten jede menschliche Möglichkeit nutzen, das große Ziel der Selbstverwirklichung zu erreichen. Da kommt ihnen die Kraft der Gefühle gerade recht!

Wir Menschen sind sehr begrenzte Wesen. Damit wir eine liebende Verbindung zu einem höchsten Prinzip aufbauen können, brauchen wir Bilder, Namen und Ideen, vielleicht große Menschen, deren Vorbild wir folgen mögen. *Ishvarah* ist etwas sehr Persönliches: *unser* Bild vom Höchsten. Es kann Buddha oder Jesus heißen, Tao oder Gott, Brahman oder die abstrakte Idee absoluten Bewusstseins.

Eine alte Zen-Geschichte berichtet von einem Bauern, der die Selbstverwirklichung suchte. »Was liebst du am meisten?«, fragte ihn der Zen-Mönch. »Meine Kuh!«, sagte der Bauer ein wenig verschämt. »Dann meditiere auf deine Kuh!« Als der Bauer nach einigen Tagen immer noch nicht aus dem Meditationszimmer gekommen war, machte sich der Mönch Sorgen und rief durch die Tür: »Was macht du? Geht es dir gut?« Da antwortete der Bauer: »Muuuh!«

Wir werden eins mit dem, worauf wir uns ausrichten. Was könnten wir wohl werden, wenn wir uns ganz der Kraft der Schöpfung hingeben? Und wie wird ihre Stimme klingen? Patanjali sagt: OM.

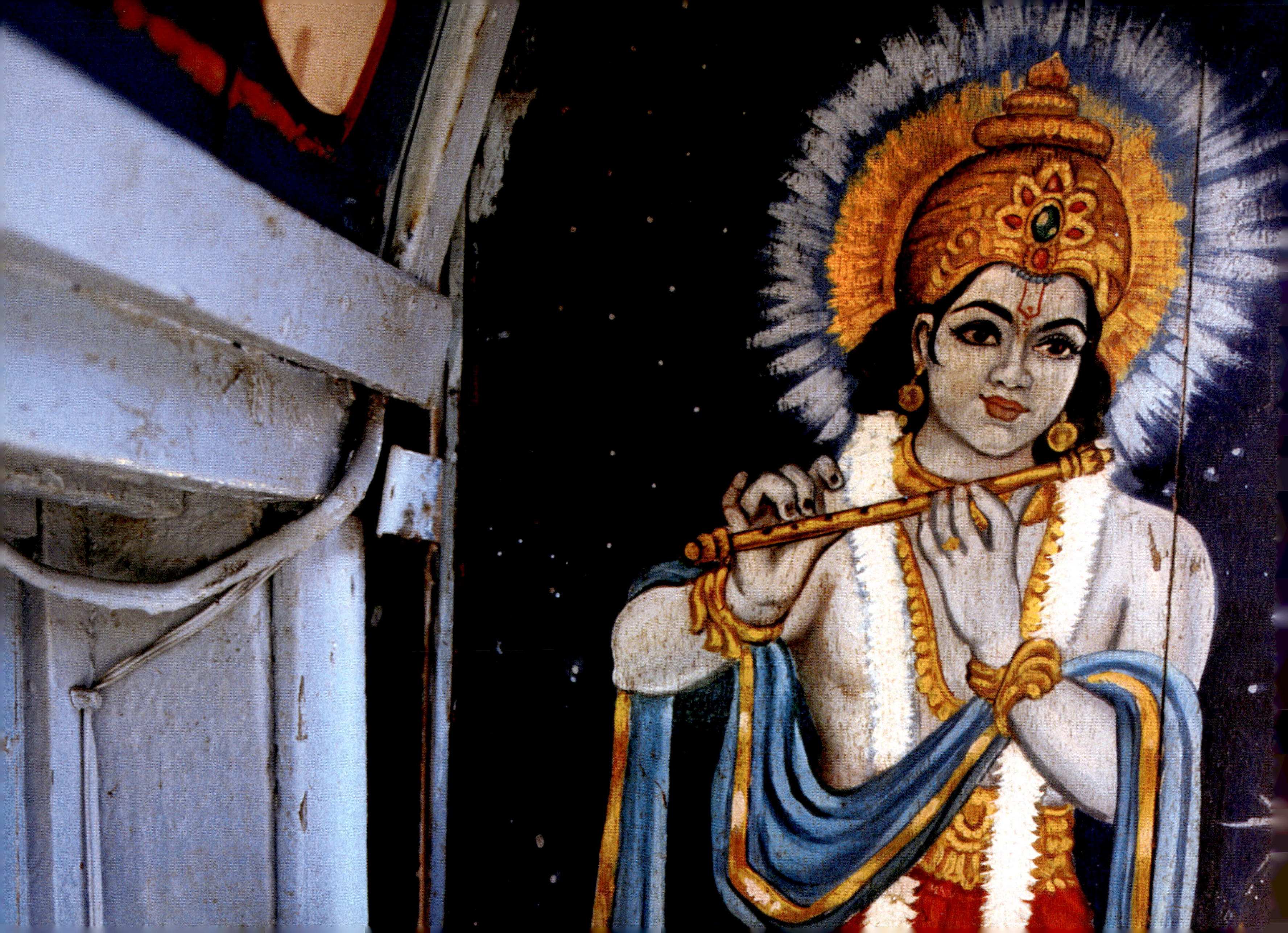

Bei der Hingabe denke ich an Krishna. Er ist eine Inkarnation Vishnus und ursprünglich der Gott der Hirten. Die Flöte, die er in der Hand hält, ist ein Symbol für Freiheit und für den göttlichen Klang. Krishna liebt die Musik und den Tanz. Und tatsächlich ist es so, dass es mir am leichtesten fällt, mich der Musik hinzugeben. Dabei erlebe ich manchmal ein grenzenloses Gefühl von Verbundenheit.

Die Hingabe ist jedoch eine komplizierte Angelegenheit: Im tiefsten Herzen sehnen wir uns danach, uns den Dingen hinzugeben und in ihnen aufzugehen, doch zugleich schrecken wir immer wieder davor zurück, weil es uns Angst macht, die Kontrolle zu verlieren. Zur Hingabe gehört eine große Portion Mut und Vertrauen.

Dazu passt auch, dass Krishna außerdem der Weltenlehrer und der Wagenlenker auf dem Schlachtfeld in der *Bhagavad Gita* ist – dem spirituellen Lehrgespräch, das er mit dem Krieger Arjuna führt. Arjuna soll gegen das Feindesheer kämpfen, ist jedoch vor Zweifeln wie gelähmt, als er auf der anderen Seite Freunde und Verwandte entdeckt. Krishna steht Arjuna zur Seite und ermutigt ihn, das zu tun, was er tun muss, weil es seine Aufgabe in diesem Leben und der Wunsch des Göttlichen sei. Krishna steht damit also auch für die Hingabe an das Höchste und den Lauf der Dinge.

KRISHNA

DU KANNST DIE
AUFHALTEN.
LERNEN, AUF IHN

WELLEN NICHT
ABER DU KANNST
EN ZU SURFEN.

Swami Satchidananda

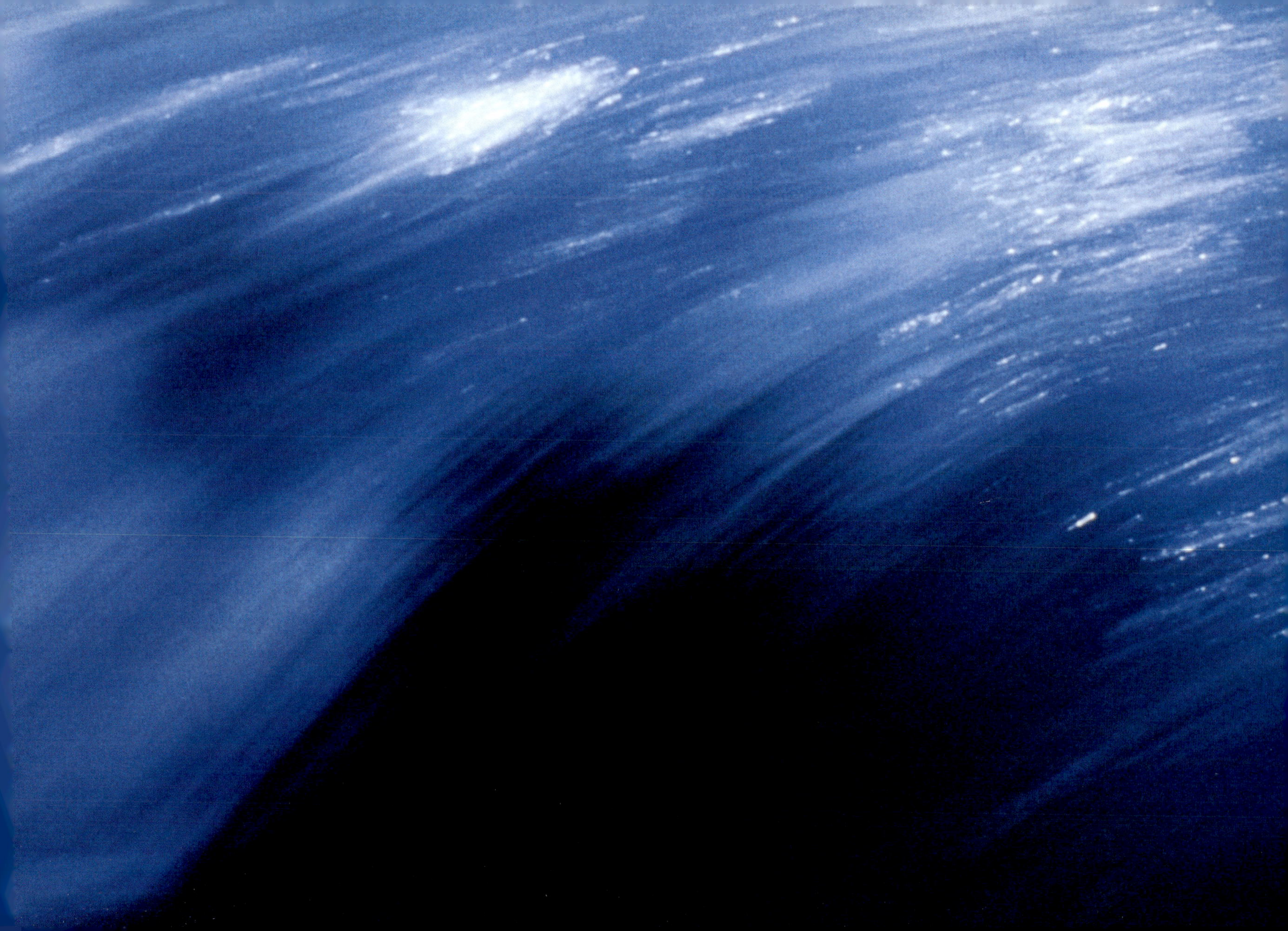

Der tapfere Königssohn Yudishtira ging mit seinen Brüdern, die ihm lieb und teuer waren, durch dick und dünn. Während der vielen Abenteuer und Prüfungen, die sie zu bestehen hatten, verlor er sie alle. Jeder fand den Tod. Nur sein Hund, der treue Gefährte, war noch an seiner Seite. Gemeinsam gelangten sie zum Himmelstor. Indra, der Chef der Götterwelt, hieß Yudishtira willkommen. Doch den Hund wollte er nicht einlassen. »Dann verzichte ich auf den Himmel!«, sagte Yudishtira. Nach langer Diskussion gab Indra schließlich nach und ließ auch den Hund ins Himmelreich. »Wo sind meine Brüder?«, wollte Yudishtira wissen. Indra führte ihn hinab in die Hölle, wo er seine Brüder sah. »Gut«, sagte Yudishtira, »dann bleibe ich eben hier, denn mein Himmel ist da, wo meine Brüder sind.« Indra lächelte. Er führte alle aus der Hölle und sogar noch über den Himmel hinaus zu *Brahman*, dem Ort, wo die Unsterblichkeit wohnt.

Yudishtira fühlte *Samartha*, wirkliche Liebe – eine Liebe, die größer war, als er selbst, frei von jeder Ichbezogenheit. So zu lieben, dass man sich nicht mehr um die eigene Not kümmert, sondern allein um das Wohl der anderen: Wo gibt es das auf der Welt? Vielleicht in der Liebe, die eine Mutter für ihr Kind fühlt. Doch nirgends sonst. *Samartha* ist die sattvische, reine Form der Liebe. Die »normale« Liebe der Menschen füreinander heißt *Samanjasa*, und ihr Motto lautet: Liebst du mich, dann lieb ich dich. Sie hat fast etwas von einem Geschäft, ist ein Geben und ein Nehmen. Dies ist die Liebe, die in Liedern besungen und in Filmen bebildert wird – und der Herzschmerz gehört dazu. Das ist vollkommen in Ordnung, denn wir Menschen brauchen das Geben und Nehmen, um miteinander leben zu können. Schließlich gibt es noch die selbstbezogene, festhaltende und einengende Form der Liebe. Sie heißt *Sadharana*, und es geht ihr eigentlich nur

Andere Wesen lieben zu können, das verlangt, dass wir auch uns selber lieben, dass wir uns achten und wertschätzen – und zwar genau so, wie wir jetzt sind.

um sich selber. Leider kommt sie häufig vor in der Welt, und sie zerstört das Gute zwischen uns.

Wir können nur nach außen tragen, was schon in uns ist. Andere Wesen lieben zu können, das verlangt, dass wir auch uns selbst lieben, dass wir uns achten und wertschätzen, und zwar *genau so, wie wir jetzt sind* – nicht nur so, wie wir uns vielleicht zu sein wünschen, denn das würde ja bedeuten, jemanden zu lieben, der wir in Wahrheit nicht sind, eine Fiktion des Ego bloß, nicht im Hier-Jetzt und nicht bedingungslos. Doch die Liebe kommt nicht aus dem Ego, sondern aus unserer Tiefe.

Selbstliebe beginnt deshalb damit, dass wir lernen, uns selbst *anzunehmen*. Es ist genau dieser Punkt, an welchem der Weg des Yoga uns wirklich helfen kann: Die Übungen für Körper und Geist holen uns genau da ab, wo wir gerade stehen. Jeden Tag aufs Neue bringt uns das Üben in wertschätzende und heilende Verbindung mit uns selbst. *Die Praxis wird so zum Akt der Selbstliebe.* Und so führt Yoga uns weiter, ohne uns anders haben zu wollen, als wir sind. Darin liegt die Magie!

Wenn wir jedoch eine leistungsorientierte Disziplin daraus machen, geht die Liebe verloren.

Yoga geht es um das reine Herz. Dieser Weg sucht die vollkommene Liebe allem Lebendigen gegenüber, auch uns selbst, eine Liebe, die frei geworden ist vom Ich, das immer nur etwas für sich selber sucht. Könnte es einem Weg der Weisheit auch um weniger gehen als das?!

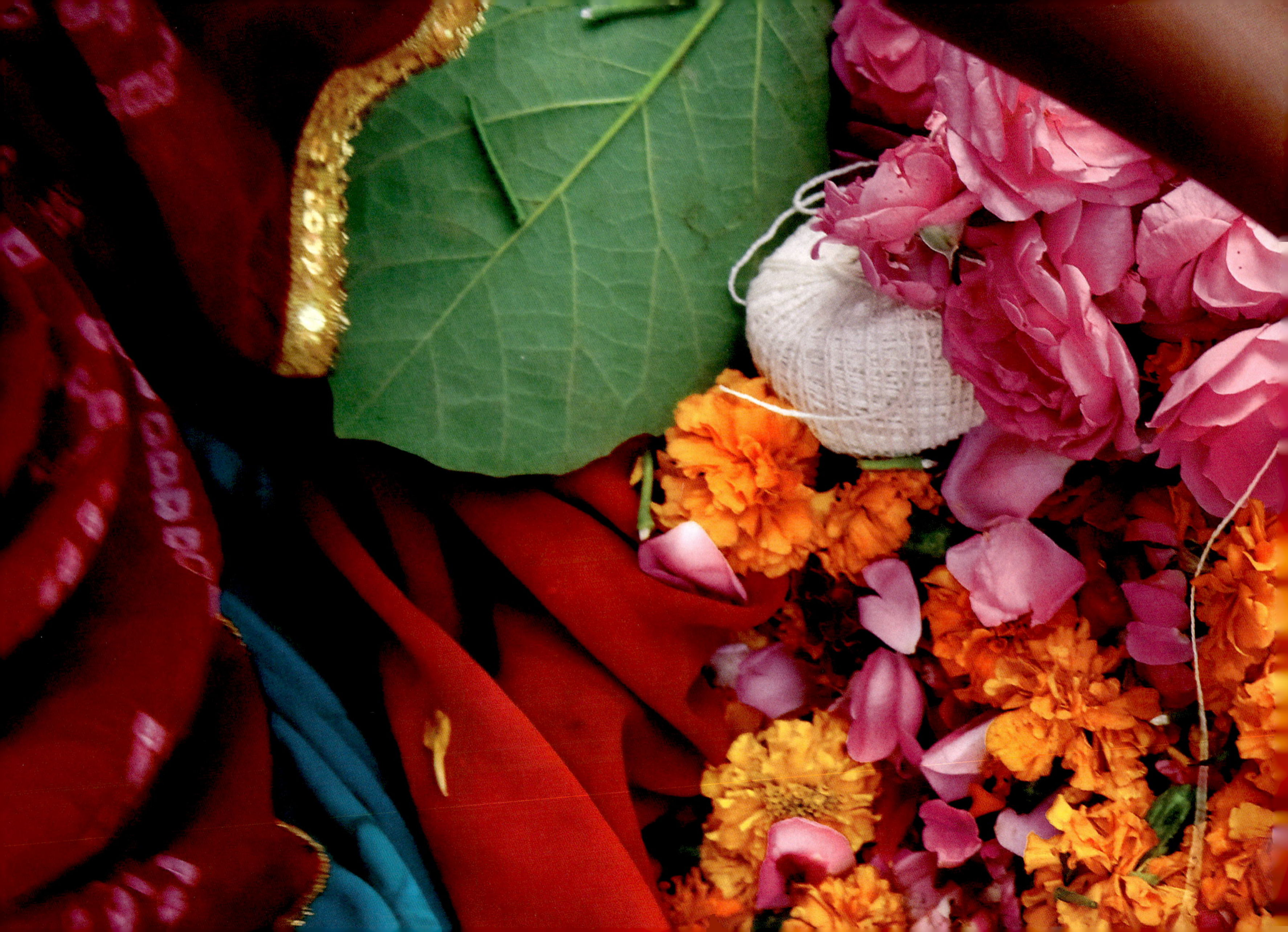

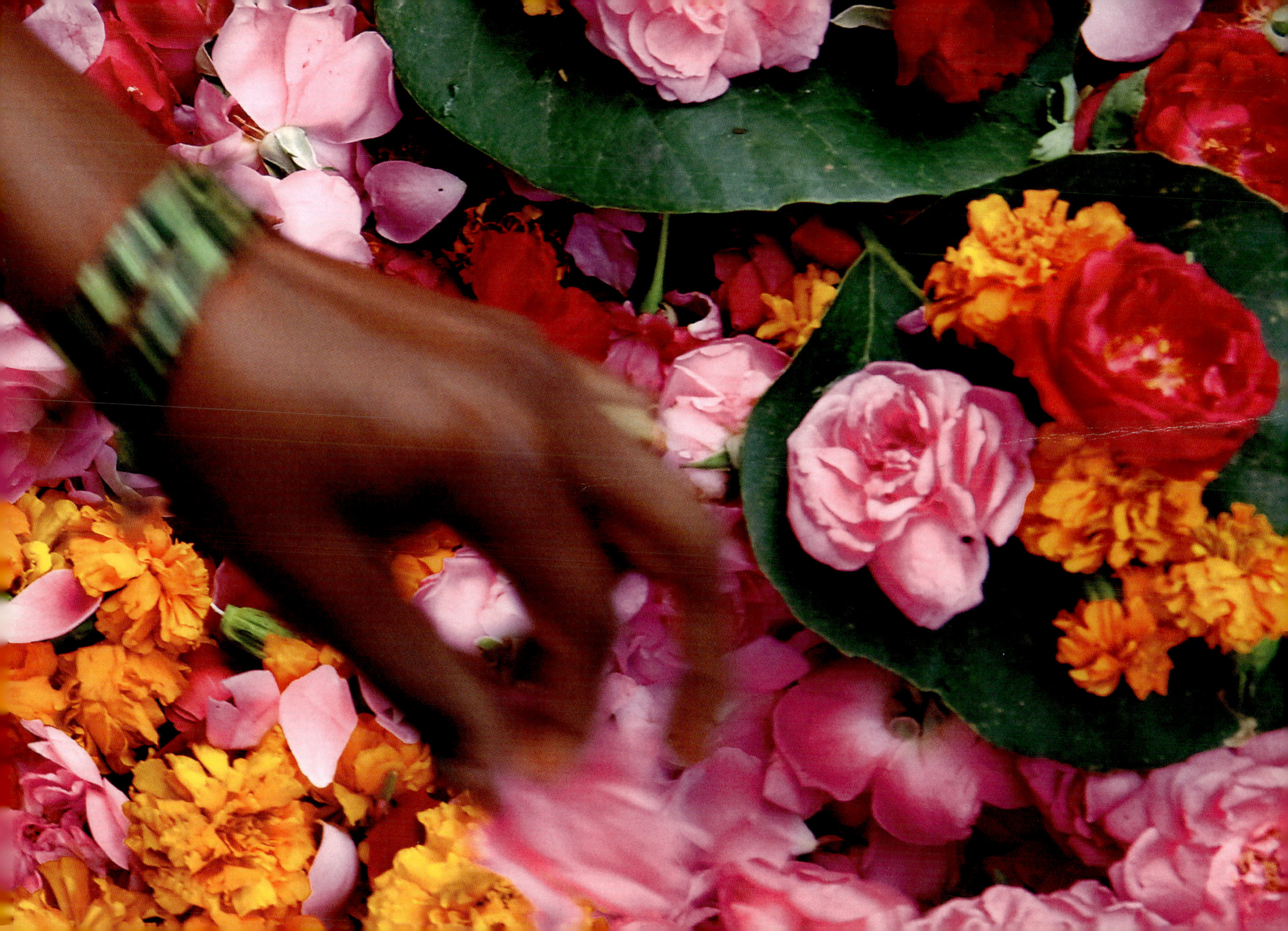

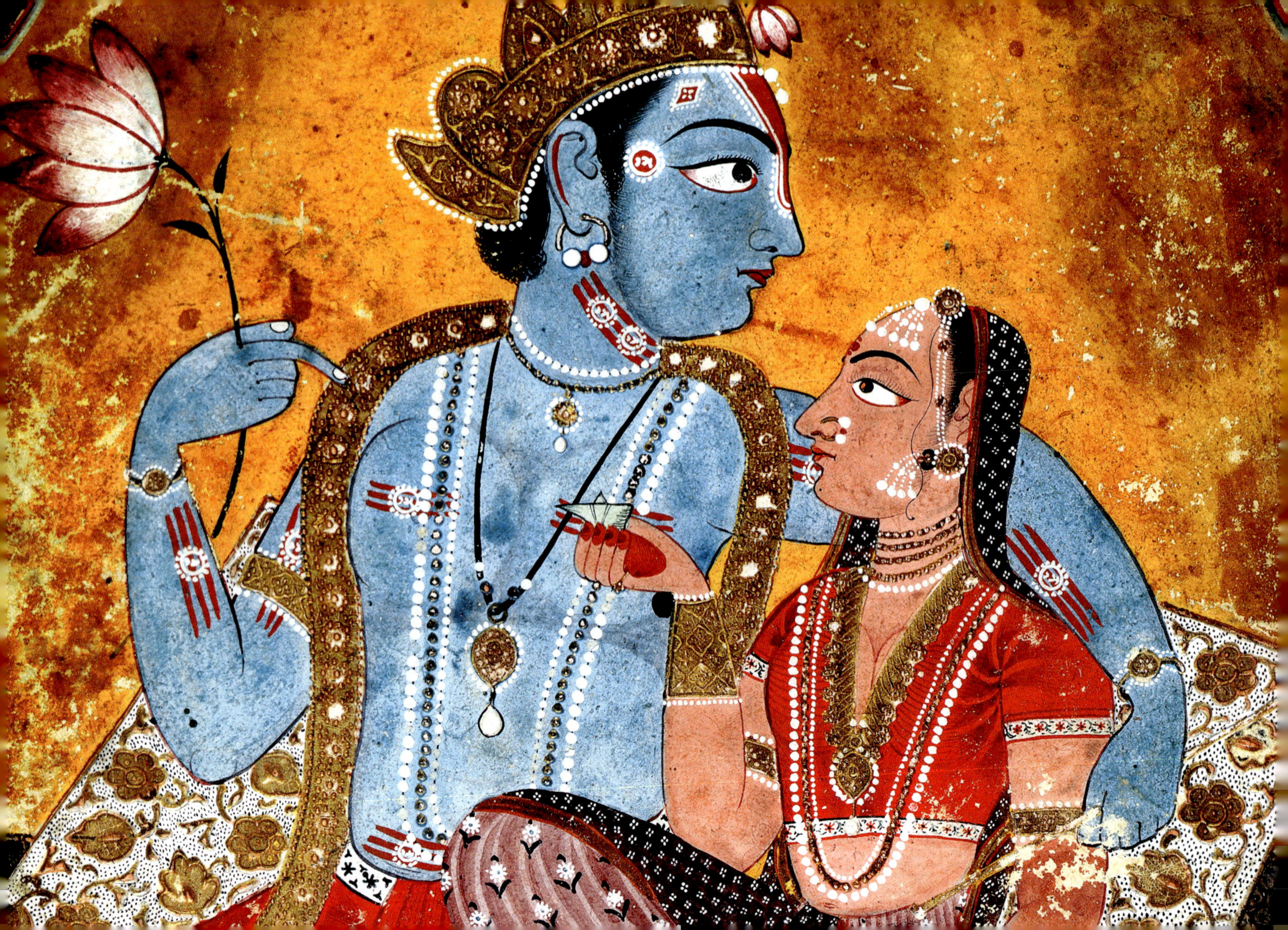

Bei der Liebe muss ich an Radha denken. Radha ist die Geliebte von Krishna. Ihr ganzer Lebenssinn besteht darin, Krishna zu lieben. Sie steht für das höchste, das unbegrenzte, bedingungslose zärtliche Gefühl, in dem sie sich selbst geradezu auflöst.

Dieses unglaublich intensive Gefühl der bedingungslosen Liebe ist mir vor allem als Mutter vertraut, ganz besonders habe ich es bei jedem meiner Kinder erlebt, wenn ich sie das erste Mal nach der Geburt in den Armen hielt. Es war der Moment, in dem ich begriff, dass ich mein eigenes Leben jederzeit für dieses kleine, neue Leben opfern würde.

RADHA

Als ich mich selbst zu LIEBEN begann …

Charlie Chaplin

Als ich mich selbst zu lieben begann, erkannte ich, dass Seelenschmerz und emotionales Leiden nur Warnzeichen sind dafür, dass ich entgegen meiner eigenen Wahrheit lebe. Heute weiß ich, das ist AUTHENTISCH SEIN.

Als ich mich selbst zu lieben begann, verstand ich, wie sehr es jemanden beeinträchtigen kann, wenn ich versuche, diesem Menschen meine Wünsche aufzuzwingen, auch wenn ich eigentlich weiß, dass der Zeitpunkt nicht stimmt und dieser Mensch nicht dazu bereit ist – und das gilt auch, wenn dieser Mensch ich selber bin. Heute nenne ich das RESPEKT.

Als ich mich selbst zu lieben begann, hörte ich auf, mich nach einem anderen Leben zu sehnen, und ich konnte sehen, dass alles, was mich umgibt, mich einlädt zu wachsen. Heute nenne ich dies REIFE.

Als ich mich selbst zu lieben begann, verstand ich, dass ich mich in allen Umständen stets zur rechten Zeit am richtigen Ort befinde und alles genau zum richtigen Zeitpunkt geschieht. Von da konnte ich gelassen sein. Heute nenne ich dies SELBSTVERTRAUEN.

Als ich mich selbst zu lieben begann, habe ich es sein lassen, mir meine eigene Zeit zu stehlen, und ich hörte auf, große Zukunftsprojekte zu entwerfen. Heute mache ich nur das, was mir Freude bereitet und mich glücklich macht, Dinge, die ich gerne tue und die mein Herz zum Lachen bringen – und ich tue sie auf meine Weise und in meinem Rhythmus. Heute nenne ich das EINFACHHEIT.

Als ich mich selbst zu lieben begann, befreite ich mich von allem, was nicht gesund ist für mich – Nahrung, Menschen, Dinge, Situationen – und von allem, was mich herunterzieht und mich von mir wegzieht. Erst nannte ich diese Haltung einen GESUNDEN EGOISMUS. Heute weiß ich, das ist SELBSTLIEBE.

Als ich mich selbst zu lieben begann, ließ ich es sein, immer recht haben zu wollen, und seitdem habe ich mich viel weniger geirrt. Heute habe ich entdeckt, das ist BESCHEIDENHEIT.

Als ich mich selbst zu lieben begann, habe ich mich geweigert, weiterhin in der Vergangenheit zu leben und mich um die Zukunft zu sorgen. Jetzt lebe ich nur für diesen Augenblick, wo ALLES stattfindet. Heute lebe ich jeden Tag einfach nur Tag für Tag, und ich nenne es ERFÜLLUNG.

Als ich mich selbst zu lieben begann, erkannte ich, dass mein Denken mich verstören, unruhig und krank machen kann. Doch als ich es mit meinem Herzen verbunden hatte, wurde mein Verstand ein wertvoller Verbündeter. Diese Verbindung nenne ich heute WEISHEIT DES HERZENS.

Wir brauchen uns nicht länger fürchten vor Argumenten, Konfrontationen oder vor jeglicher Art von Problemen mit uns selbst oder mit anderen. Selbst Sterne stoßen zusammen, und aus ihrem Zusammenprall werden neue Welten geboren.
Heute weiß ich, DAS IST DAS LEBEN!

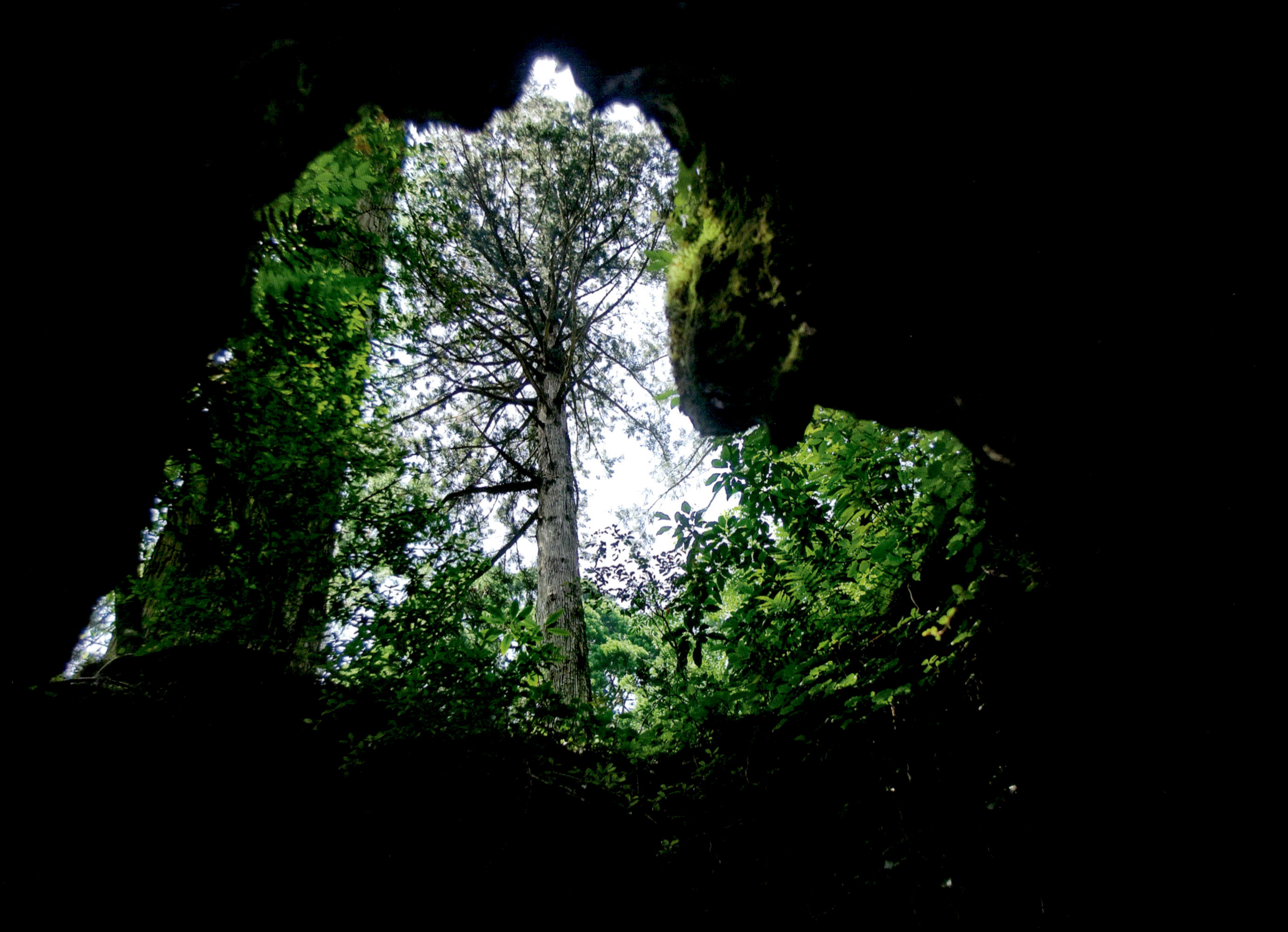

DAS GLEICHNIS VOM WASSERKRUG

Yeshe, ein tibetischer Freund von mir, erzählte mir einmal das Gleichnis von dem Wasserkrug:

Ein Wasserkrug, der leer ist, kann kein Wasser mehr spenden. Man muss den Krug seines Lebens immer wieder ein wenig auffüllen, um anderen etwas abgeben zu können. Je mehr man in den Krug füllt, desto mehr kann man abgeben. Irgendwann ist der Lebenskrug so angefüllt, dass er von selbst überläuft. Das Geben ist dann vollkommen mühelos, und der Krug ist niemals mehr leer.

Dieses Gleichnis lässt sich auch gut auf die Liebe beziehen: Um andere lieben zu können, ist es unendlich wichtig, sich selbst zu lieben und seinen eigenen Krug der Liebe immer wieder aufzufüllen. Manchmal wundert es mich, dass viele Menschen sich so schwer damit tun, auch die Selbstliebe als ein Ziel anzusehen. Gerade so, als wäre es nicht erlaubt zu sagen: Ich möchte mich selbst mehr lieben!

Dabei ist es doch so: Wer nicht auf sich achtgibt und für sich sorgt, wer nicht freundlich zu sich ist und sich nicht selbst annimmt, mitsamt der Fehler, die wir nun einmal alle haben – dem fällt es schwerer, andere zu lieben und ihnen etwas von dem wunderschönen, überquellenden Gefühl der Liebe abzugeben.

FÜR EINE GROSSE LIEBE

ZWEI EINZELGÄNGER

BRAUCHT ES
UND EIN GEBET.

Wolf Wondratschek

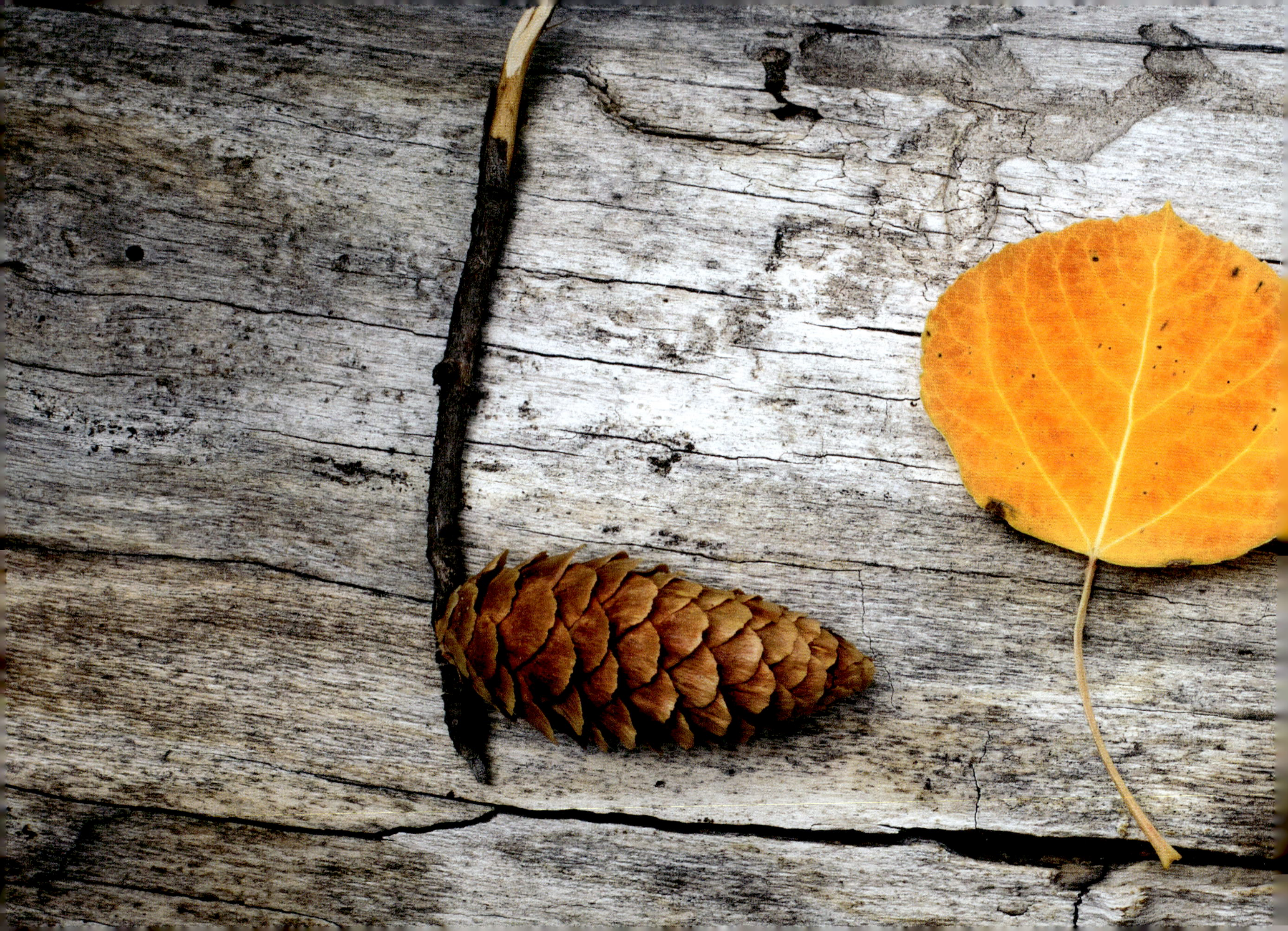

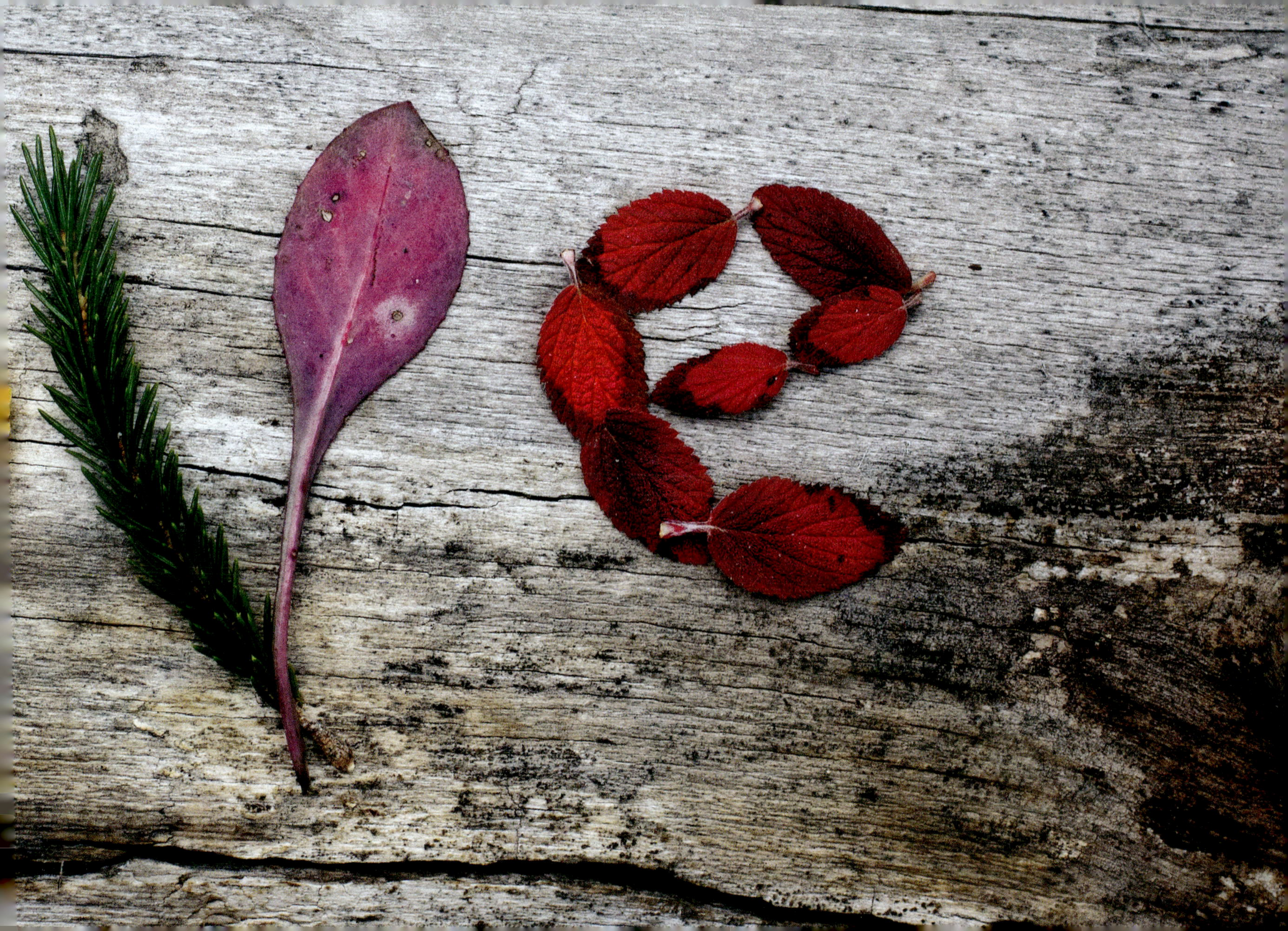

MITG

EFÜHL

MÖGEN ALLE WESEN GLÜCK ERFAHREN
UND DIE URSACHEN VON GLÜCK.
MÖGEN ALLE WESEN FREI SEIN VON LEID
UND DEN URSACHEN DES LEIDENS.
MÖGEN ALLE WESEN TEILHABEN AM HÖCHSTEN
GLÜCK, DAS FREI IST VON ALLEM LEID.
UND MÖGEN SIE SEIN IN GELASSENHEIT
UND FRIEDEN, WISSEND UM DIE EINHEIT
VON ALLEM, WAS IST.

Shantideva

Mitgefühl ist keine Frage der Moral, die uns sagt, was gut oder böse ist. Moral beruht auf einer Übereinkunft zwischen den Menschen auf der Grundlage kulturell geteilter Werte, die nur relativ sind: Was hier als vertretbar gilt, mag man andernorts ganz anders sehen. Ethik und Moral sind also Regelwerk. Mitgefühl dagegen braucht keine Regeln, es ist eine Qualität des Geistes, die nicht aus Sollen oder Nicht-Sollen erwächst, sondern aus der Einsicht in die Tatsache, dass alle Wesen an einem fundamentalen Punkt ihres Seins etwas gemeinsam haben: Sie sind leidensfähig. Mitgefühl hat deshalb sehr viel mit unserer eigenen Erfahrung zu tun: Wer weiß, wie Schmerz sich anfühlt, kann diesen sehr gut nachfühlen.

Ich fühle mit den Wesen, doch wenn irgend möglich, leide ich nicht mit ihnen. Tue ich es doch, so habe ich nicht mehr die Kraft zu helfen, dann will ich mich abwenden, weil das Hinsehen zu schmerzhaft ist. Mitgefühl aber schaut hin und fühlt nach. Mitfühlen ohne mitzuleiden, zugegeben, das ist ein schmaler Grat.

Auch das *Yogasutra* des Patanjali spricht von Mitgefühl und verbindet es mit weiteren Ideen: mit der Freundlichkeit. Mit der Freude über das Gute, das anderen geschieht. Und wenn wir Böses sehen? „Bleib gelassen!“, rät uns Patanjali. All das hat mit Empathie zu tun, mit dem Bewusstsein um das Fühlen des anderen, das aus der Erfahrung des eigenen Fühlens erwächst.

Mitgefühl hat nichts mit Regeln zu tun, doch eine Ausnahme gibt es, ein universales Prinzip, das jedem unmittelbar einleuchtet. Die goldene Regel – ein Kind des Mitgefühls –, die besagt: Tu keinem Wesen an, was du nicht willst, dass man dir antut. Es ist traurig, doch der Mensch ist noch nicht sehr weit gekommen in dieser Hinsicht. Jeden Tag fügt er so vielen Wesen Leid zu. Um wie viel friedlicher und liebenswerter wäre doch die Welt, wenn wir Menschen mehr Mitgefühl hätten mit uns selbst und der Schöpfung. Mitgefühl ist eine Blüte von *Samartha*, der selbstlosen Liebe, die uns in Güte verbindet.

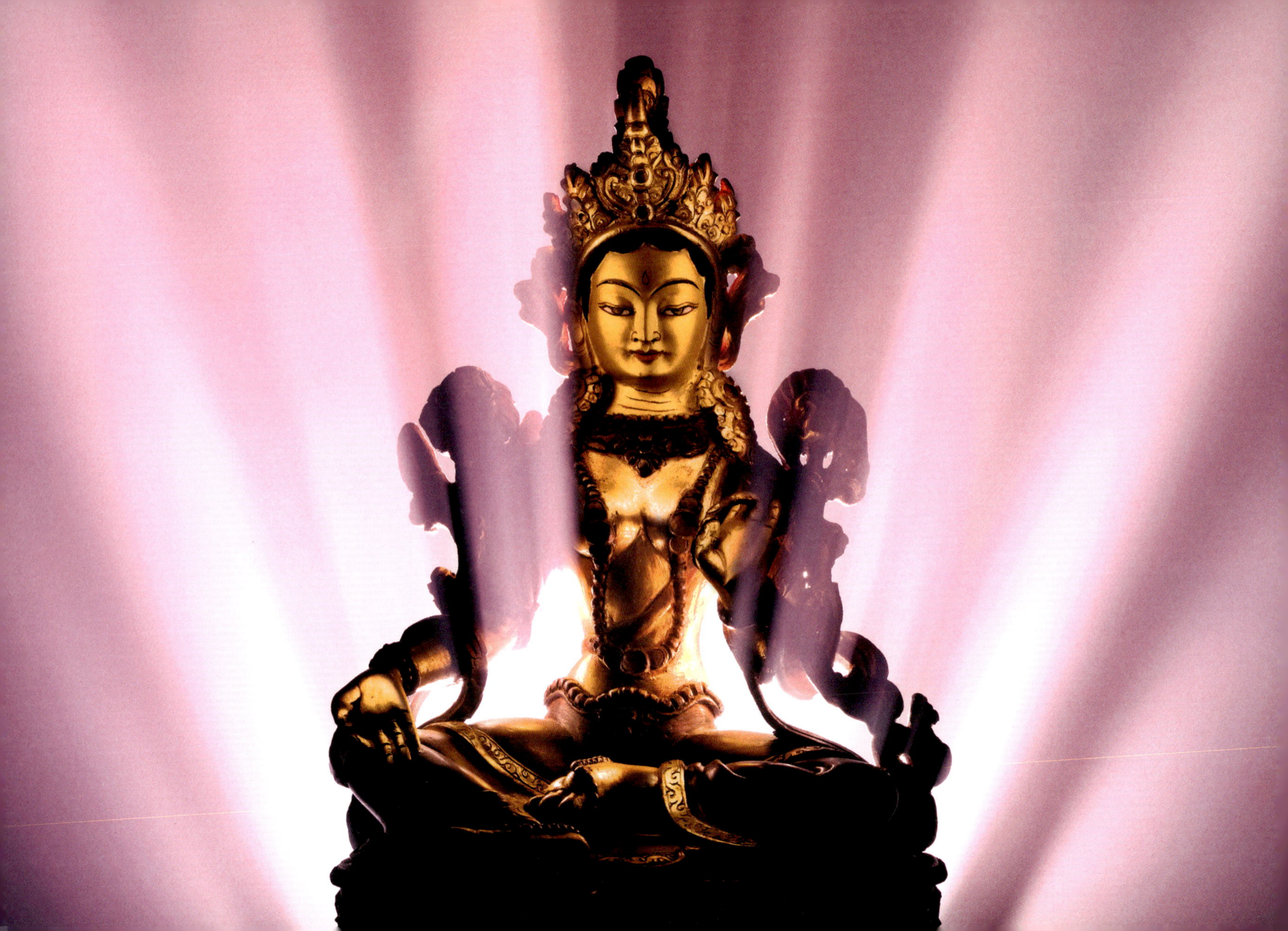

Der Legende nach ist die Göttin Tara aus der Träne eines Erleuchteten hervorgegangen, die er aus Mitgefühl mit dem Leid der Welt vergoss. Seine Träne fiel zu Boden und formte einen See. In dem See wuchs eine Lotusblume, und aus ihrer Blüte entstieg die Göttin Tara. Sie gilt als die Essenz des universellen Mitgefühls. Ihr Name bedeutet »die Retterin«. Ursprünglich kommt sie aus dem indischen Raum. Heute wird sie vor allem im Buddhismus verehrt.

Tara ist eine Helferin in der Not. Und tatsächlich ist das Mitgefühl der größtmögliche Trost, den wir anderen bieten können, wenn sie leiden. Manche sprechen von Mitleid, doch eigentlich brauchen wir niemanden, der mit uns leidet. Was wir vielmehr brauchen, ist Verständnis, jemanden, der unsere Gefühle nachempfinden kann. Für mich ist Mitgefühl die Essenz von Nächstenliebe. Laut Buddha macht die Nächstenliebe sogar die wahre Schönheit eines Menschen aus. Mit dem Mitgefühl schließt sich für mich der Kreis der Liebe.

TARA

OM

Om Tare Tuttare Ture Soha

So lautet das Mantra der Göttin Tara.

Om ist der Urklang, der Klang der Klänge – die universelle Energie.
Tare ist eine Anrufung Taras.
Tuttare heißt »sie, die alle Ängste beseitigt«.
Ture bedeutet »die Schreckliche« – gemeint ist hier schrecklich für unsere inneren Feinde, und das ist letztlich hilfreich für uns.
Soha: Mögen die guten Eigenschaften Taras in mir wachsen.

So sei es!

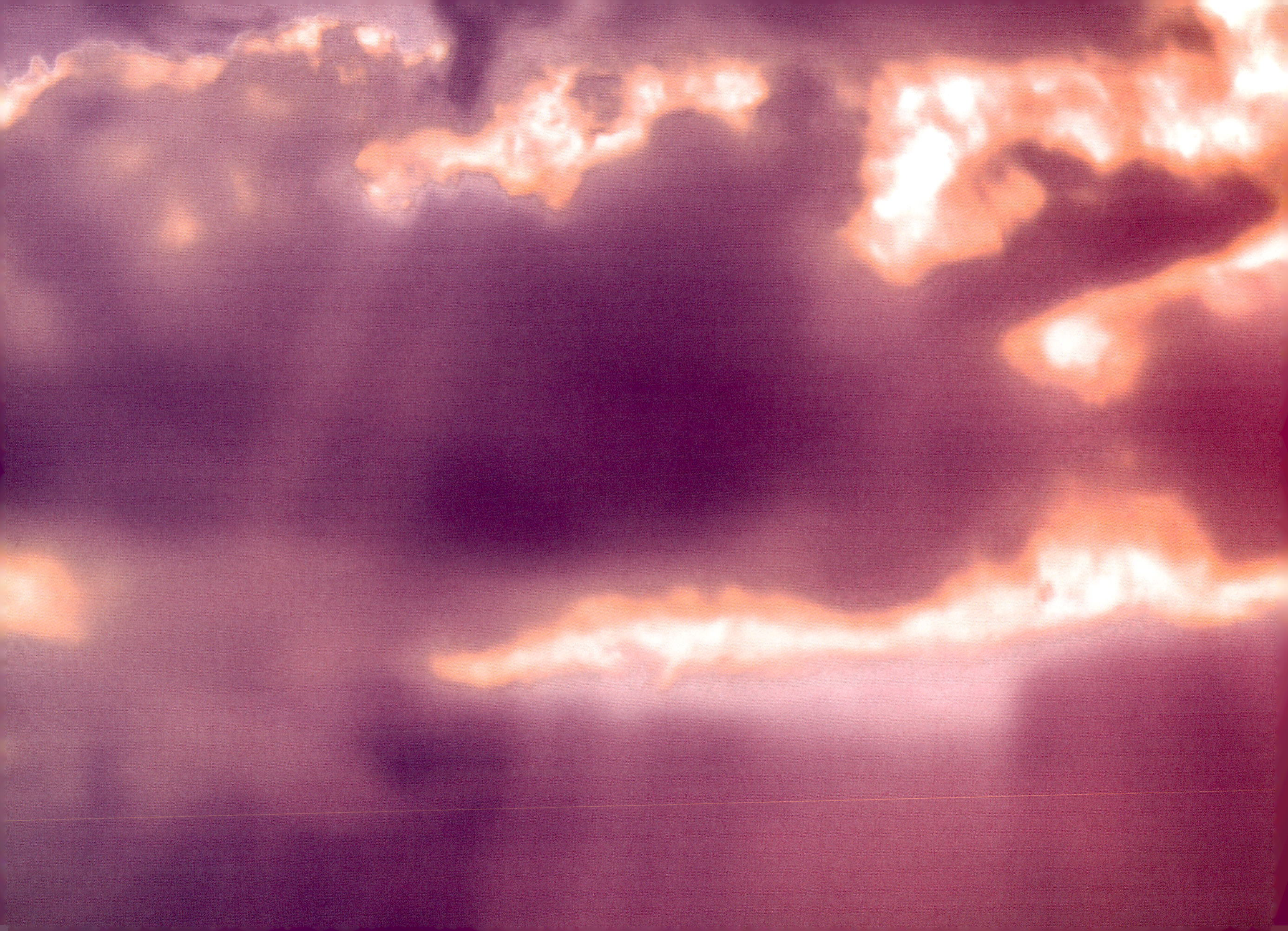

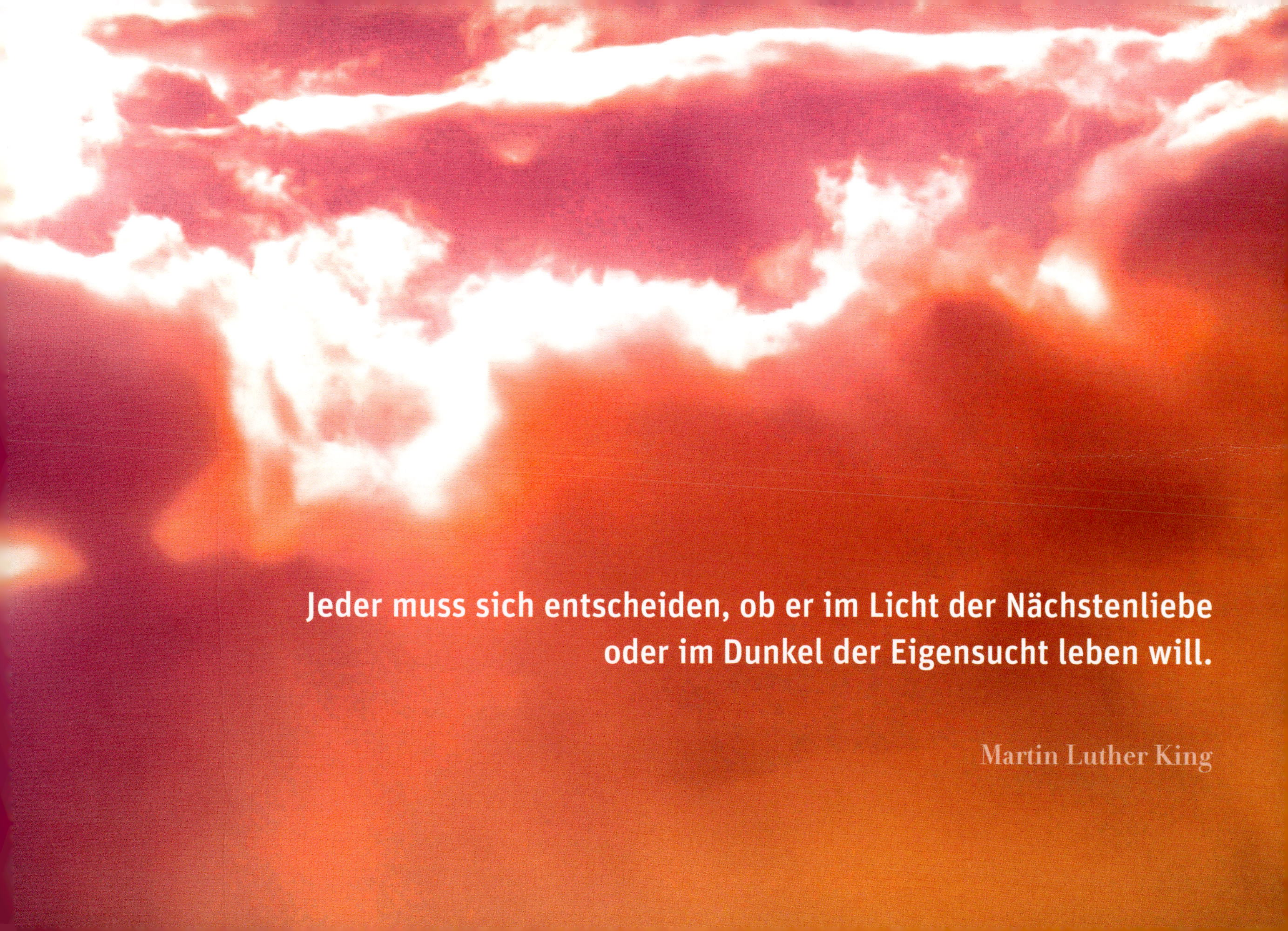

Jeder muss sich entscheiden, ob er im Licht der Nächstenliebe oder im Dunkel der Eigensucht leben will.

Martin Luther King

ILLO

SION

WENN JEMAND ZU UNS SAGT:
»ICH BIN ENTTÄUSCHT«, MÜSSTEN WIR
EIGENTLICH SAGEN: »SCHÖN FÜR DICH!«,
WEIL DIE TÄUSCHUNG EIN ENDE HAT.

Die Schriften des Yoga sprechen davon, dass die Welt eine Illusion sei. Auch andere philosophische Schulen sagen das. Doch wir müssen schon genau hinschauen, um zu verstehen, was gemeint ist. Es ist ein ziemlich schwieriges Problem. Patanjali, der Verfasser des *Yogasutra*, und Kapila, der eigentliche Schöpfer der Yoga-Philosopie, sagen sehr klar, dass die Welt real ist. Nur unser Blick auf sie ist verzerrt. Wir sehen durch die getönte Brille unseres Geistes. Weil uns Klarheit fehlt, entsteht Leiden.

Das klingt noch nicht so überraschend, denn wir wissen ja, dass manches bei genauem Hinsehen anders ist, als es uns zunächst erscheint. Die glatte Oberfläche eines Tisches zum Beispiel: Wenn man sie mit dem Mikroskop ansieht, dann zeigen sich wilde Kraterlandschaften und Canyons. Doch darum geht es hier nicht. Die Yoga-Philosophie meint etwas viel Radikaleres, etwas, das uns herausfordert, ja geradezu provoziert, wenn sie unsere Welt auf den Kopf stellt und sagt: Du hast zwar Gedanken, Gefühle und Erinnerungen, doch das bist du nicht. Du magst eine Geschichte, Beziehungen, einen Beruf und viele Dinge haben, doch nichts davon bist du. Nicht einmal der Körper, den du hegst und pflegst, den du liebst oder hasst, der dir so viel Freude und Schmerz beschert: *Auch das bist du nicht!* Alles das nimmst du wahr, doch kann der Wahrnehmende identisch sein mit dem, was er wahrnimmt? Das geht schon rein logisch nicht: Seher und Gesehenes müssen unterschiedliche Dinge sein. Im Yoga nennt man sie *Purusha* und *Prakriti* – wir könnten auch sagen: reines Bewusstsein und Welt.

Die Yoga-Philosophie sagt, du bist *Purusha*, der Seher, der in deinem Körper wohnt, das innere Licht, vor dessen Augen sich der Film deines Lebens abspielt. Doch du bist nicht dieser Film, in den du so tief eingetaucht bist, dass du dein wahres Sein mit der Handlung verwechselst. Selbstvergessen.

Etwas Großes belebt dich in Wahrheit, etwas, das jenseits der Zweischneidigkeiten von gut und böse, schön und hässlich, Erfolg und Misserfolg liegt: Es durchflutet dich und ist dir näher als die Brille auf deiner Nase. Das bist du. Versuche, es zu fassen! Im Zen nennt man es den Familienschatz. Jesus sprach vom großen Fisch. Und für den Mystiker Kabir war es die Perle. Yoga will sie: diese große Perle, die im Mantelsaum unseres Herzens liegt. So nah.

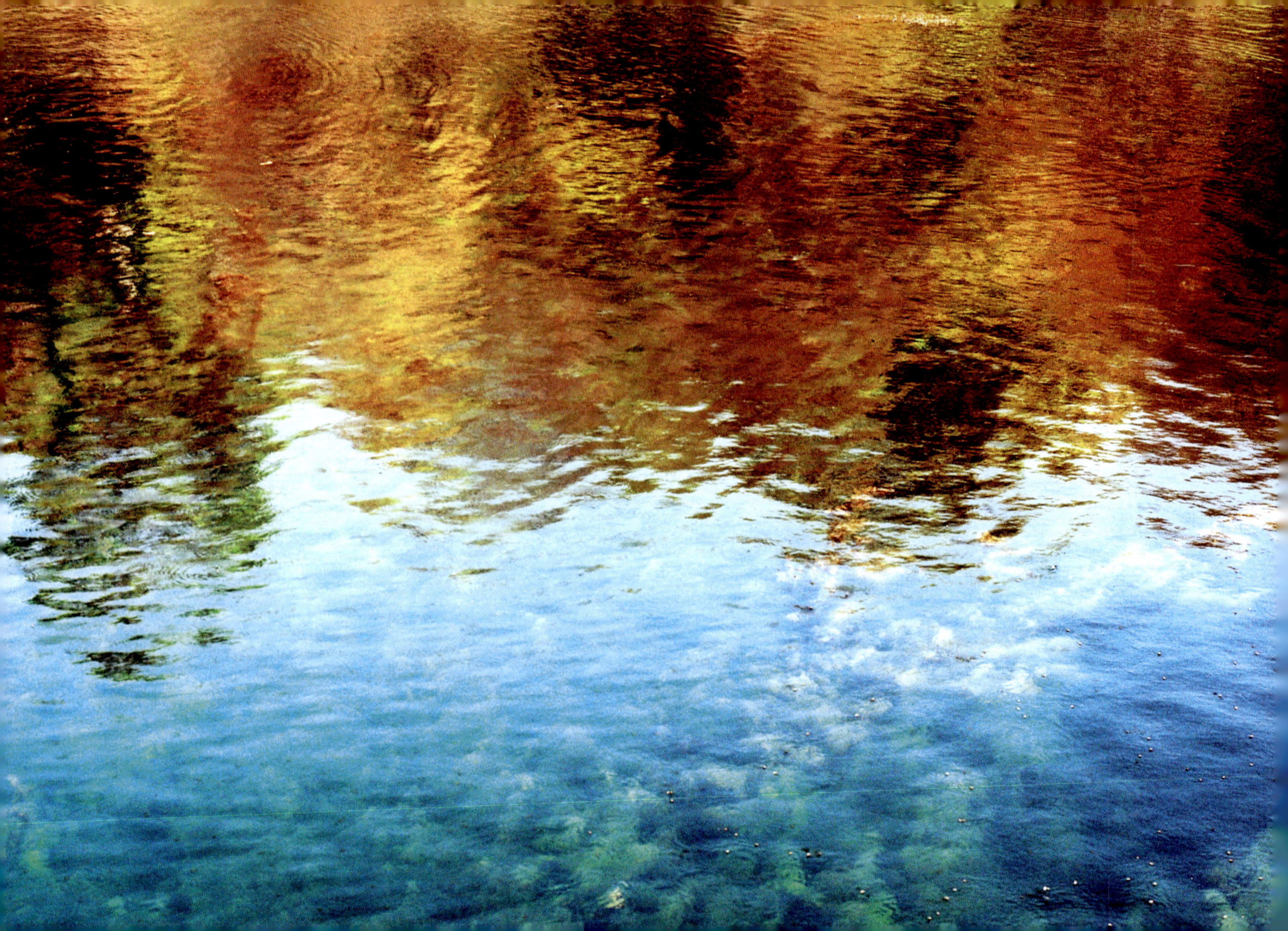

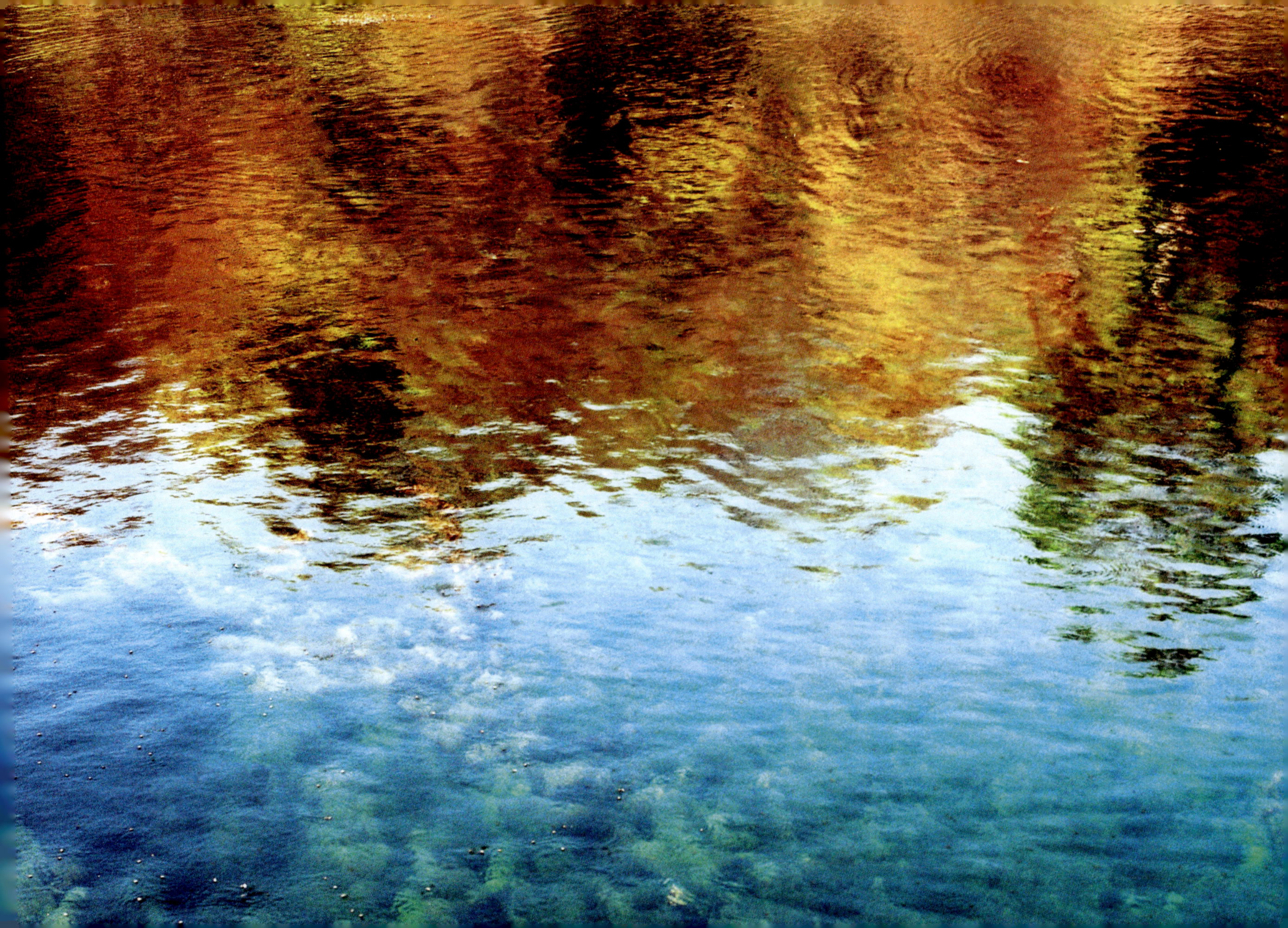

**WELCH TRISTE EPOCHE,
IN DER ES LEICHTER IST, EIN ATOM
ZU ZERTRÜMMERN ALS EIN VORURTEIL!**

Albert Einstein

Wie leicht wir Trugbildern unterliegen, erzählt diese indische Geschichte: Es war spät am Abend und bereits dunkel, als ein Mann nach Hause kam. Im Vorgarten trat er auf eine Schlange und erschrak darüber so sehr, dass er aufgeregt beiseitesprang. Doch da war es bereits zu spät. Das, wovor er sich am meisten fürchtete, war schon geschehen: Die Schlange hatte ihn gebissen! An seiner Wade verspürte er einen heftigen Schmerz. Da er sich sicher war, dass die Schlange giftig war und er nun sterben müsste, rief er sofort den Priester an.

Da kam eine weise alte Frau aus dem Dorf vorbei. Sie stutzte, als sie die Wunde sah, besorgte sich eine Lampe und ging hinaus. Als sie wiederkam, sagte sie zu dem Mann: »Du musst nicht sterben. Da draußen ist keine Schlange. Es war ein Seil. Und deine Wunde kommt nicht von einem Schlangenbiss, sondern von dem Dornbusch, neben dem das Seil lag.«

Die Geschichte ist für mich ein Sinnbild für viele Situationen im Leben, die sich im Affekt dramatisch anfühlen, aber mit Abstand betrachtet einfach erklärbar und überhaupt nicht bedrohlich sind. Deshalb ist es so wichtig, immer einen Schritt zurückzutreten, um die gesamte Situation zu erfassen und nicht einer Täuschung zu unterliegen.

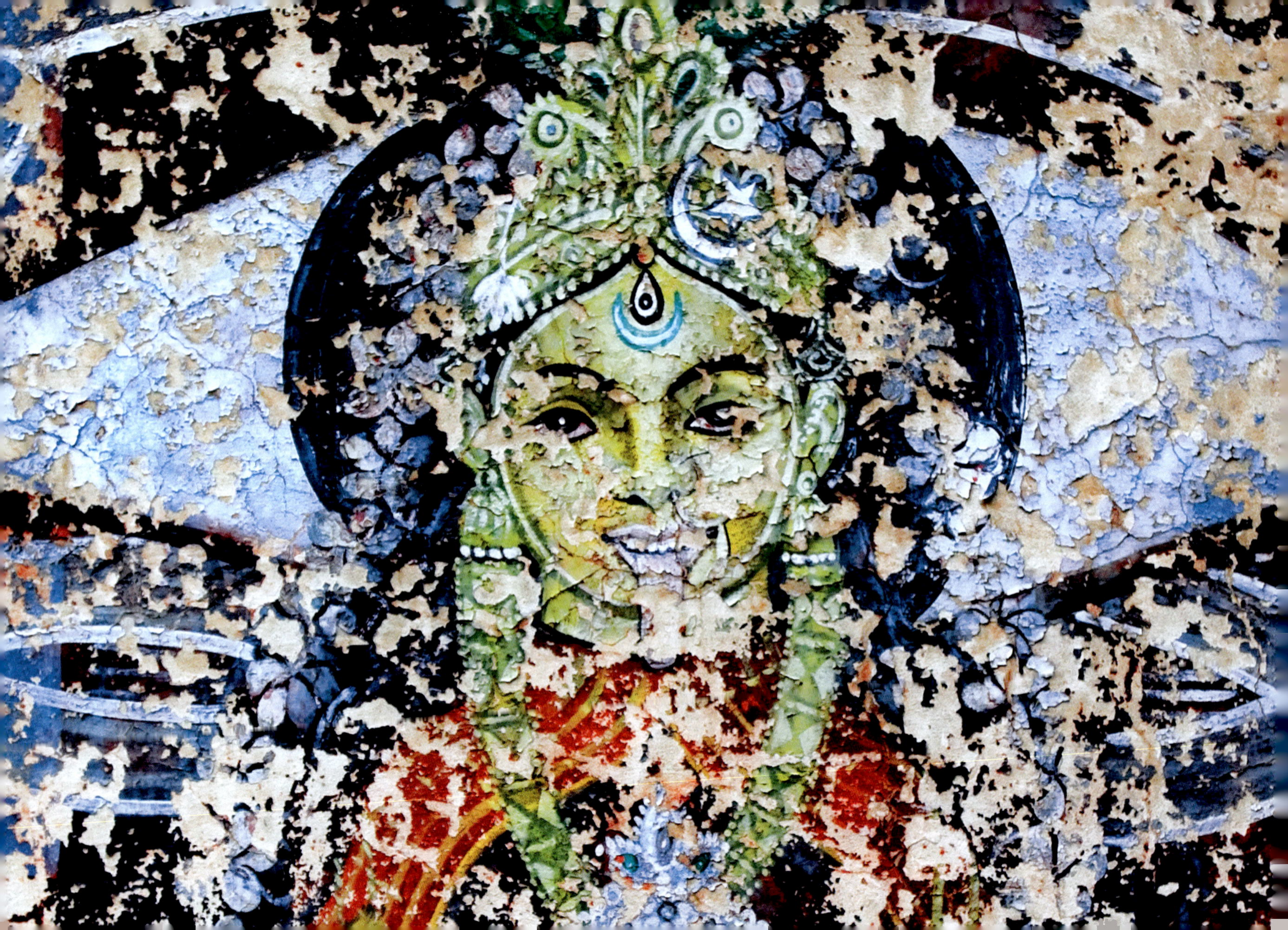

Maya ist die Göttin der Illusion und der Zauberei. Deshalb wird sie so oft mit einem Schleier, dem Regenbogen oder einem Spinnennetz dargestellt und auch die Weltenweberin genannt. Ich finde es bemerkenswert, dass es eine indische Göttin gibt, die sowohl eine kreative Energie verkörpert als auch für Versuchung und Verblendung steht. Eine Göttin, die die Menschen mit der Kraft ihrer Illusionen und Täuschungen verzaubert, sie aber auch verwirrt und irreführt. Etwas, das uns allen immer wieder passiert.

Für mich steht die Göttin Maya daher für die philosophischen Fragen: Was von dem, was wir erleben, ist wirklich wahr? Was ist nur Schein? Illusionen gehören zu den schwierigsten Hindernissen auf dem spirituellen Weg. Immer wieder fällt unser Ego auf Trugbilder herein. Immer wieder müssen wir üben, die Schleier falscher Vorstellungen zu lüften, die uns den Blick vernebeln. An Maya denke ich, wenn ich vor den Rätseln des Lebens stehe – und nach Klarheit und Wahrheit suche.

MAYA

UM AN DIE
ZU KOMMEN, MUSS
DEN STROM

QUELLE
MAN GEGEN
SCHWIMMEN. *Konfuzius*

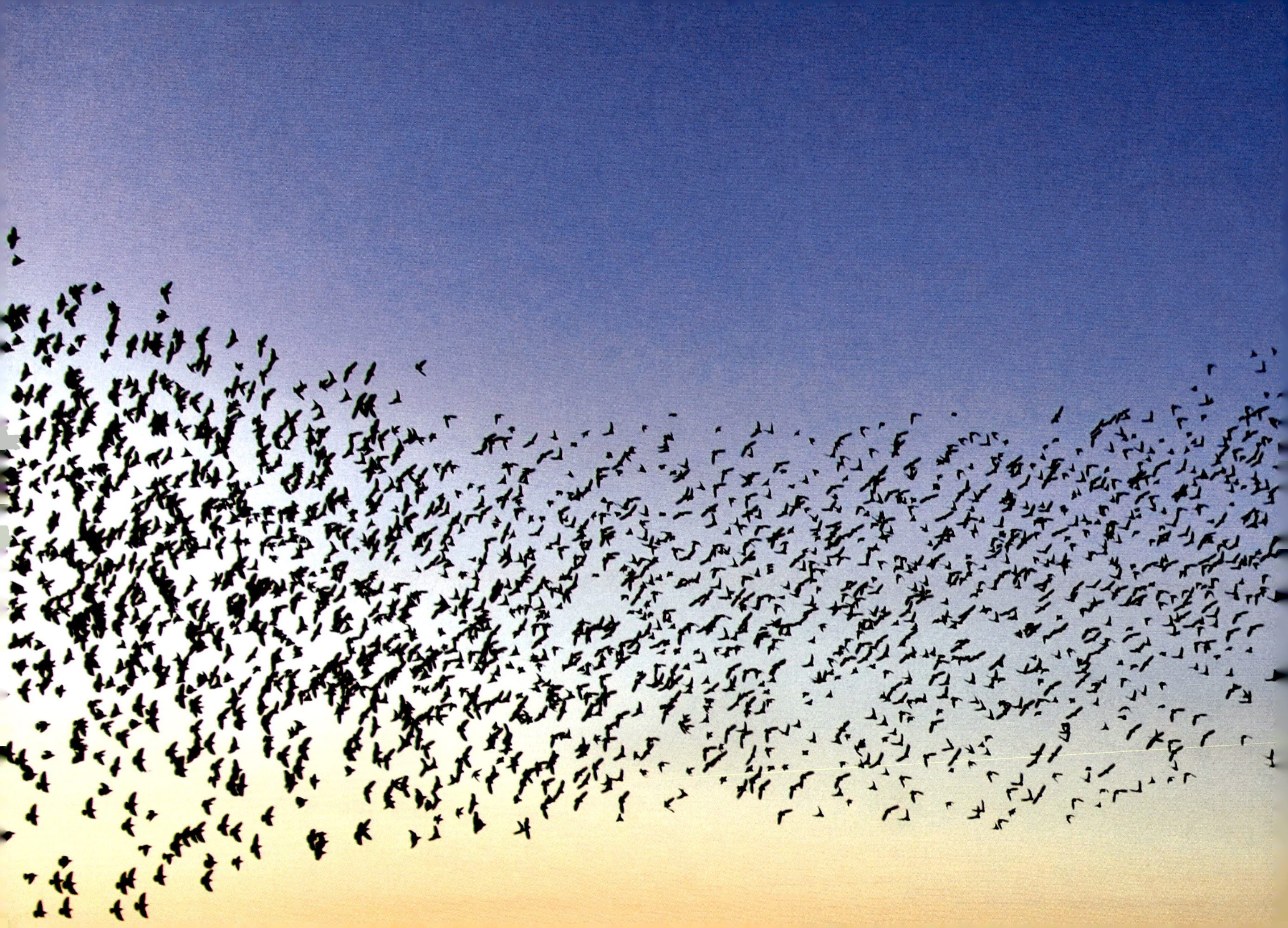

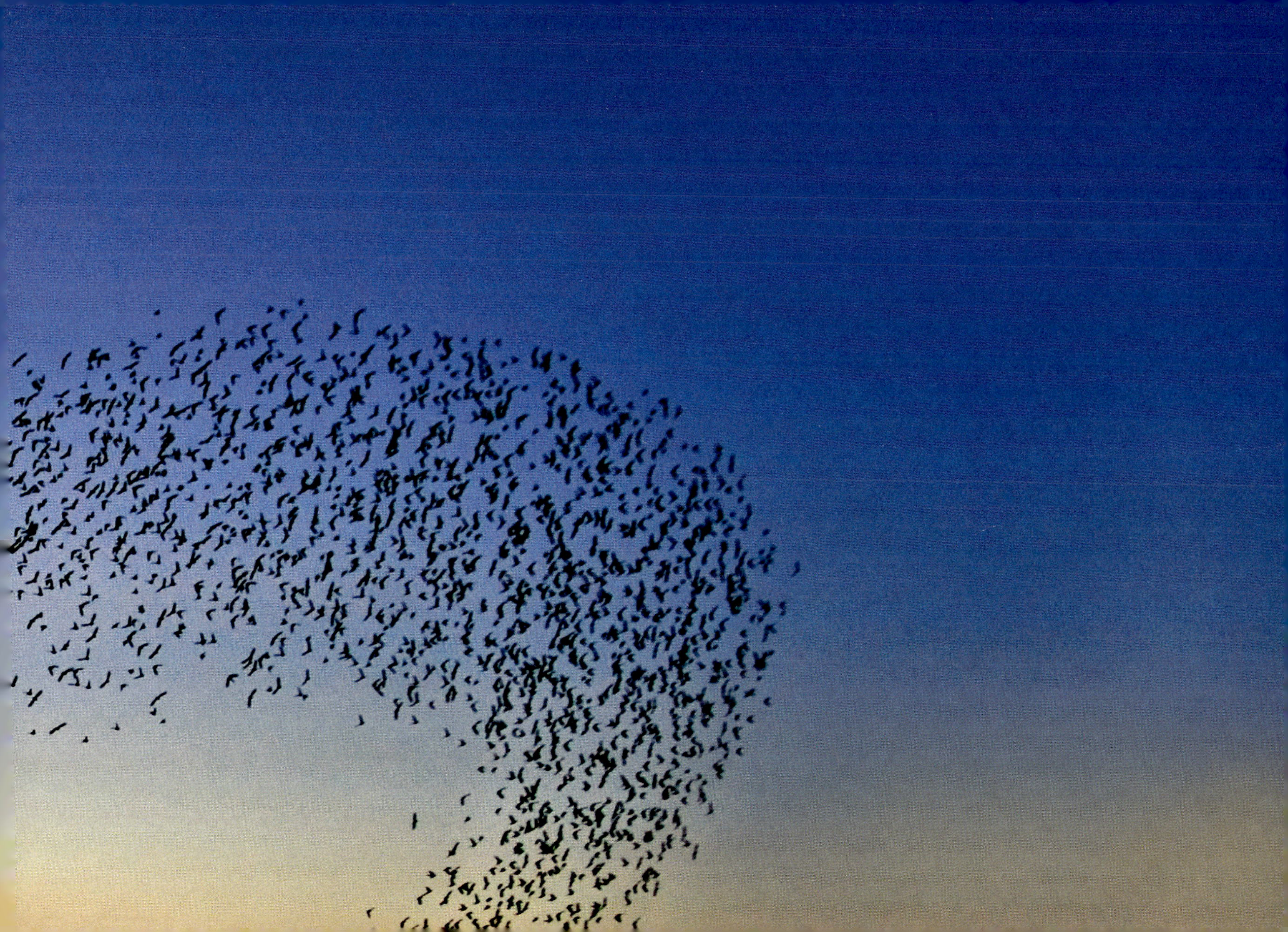

ANO

GST

ANGST BEGINNT IM KOPF.

MUT AUCH.

Patanjali sagt, dass die Angst vor dem Tod eine Kraft ist, die allen Wesen innewohnt, auch den Weisen. Jesus ist dafür ein gutes Beispiel: In der Nacht seiner Verhaftung tat er kein Auge zu. Er fühlte sich vollkommen verlassen und hatte Todesangst. „Bitte lass diesen Kelch an mir vorübergehen!", betete er zu Gott. Und wenn wir ehrlich sind: Auseinandersetzen möchten wir uns mit diesem Thema tatsächlich nur ungern – dem Tod ins Gesicht zu schauen macht Angst. Diese Angst ist keine Schwäche, sie ist ganz einfach ein Faktum und gehört zu unserer Natur als biologische Wesen. Wir teilen sie mit allem Lebendigen. Diese *biologische* Angst kann hilfreich sein, nämlich dann, wenn wir sie als Ratgeber nutzen, der uns davor warnt, unnötige Risiken einzugehen: Wir sind dann auf gesunde Weise vorsichtig.

Als rein *psychologisches* Phänomen macht uns die Angst aber oft auch das Leben zur Hölle. Wenn wir zum Beispiel unter Druck stehen und fürchten, unseren Job zu verlieren oder die Dinge im Leben nicht so hinzubekommen, wie wir sie gern hätten, dann reagiert der Organismus genau so, als wären wir in Lebensgefahr. Vor 10 000 Jahren fürchteten die Menschen den Säbelzahntiger: Ihr biologisches System schaltete auf Hochleistung, um weglaufen zu können. Das war hilfreich. Der Säbelzahntiger von heute aber heißt »Stress« – und wir können ihm kaum davonlaufen. So sind viele Menschen dauerhaft im „Überlebenskampf" und werden schließlich krank.

In *spiritueller* Hinsicht liegt jeder Angst die Angst des Egos vor dem Tod zugrunde – mag der Tod nun physischer, gesellschaftlicher, psychologischer oder anderer Natur sein. Diese Angst rührt daher, dass sich das Ego getrennt fühlt von der Ganzheit des Seins und Gott, als wäre es ein einsamer Reiter gegen den Rest der Welt. Patanjali nennt diesen Irrtum *Avidya*, die spirituelle Blindheit, die uns vom inneren Licht trennt, jenem Licht, das eins ist mit dem Höchsten.

Die *Überwindung* der Angst ist nach dem Verständnis der Yoga-Philosophie immer gleichbedeutend mit der erleuchtenden Erkenntnis, dass wir mehr sind als Körper, Gedanken und Gefühle, dass wir in Wahrheit eins sind mit der Kraft, aus der das Weltall herausfließt. Yoga sagt, dass wir in Wahrheit unsterblich sind. Der Körper mag gehen, doch das, was ihn belebt, ist bleibend. Das bist du, oder: *Tat tvam asi.*

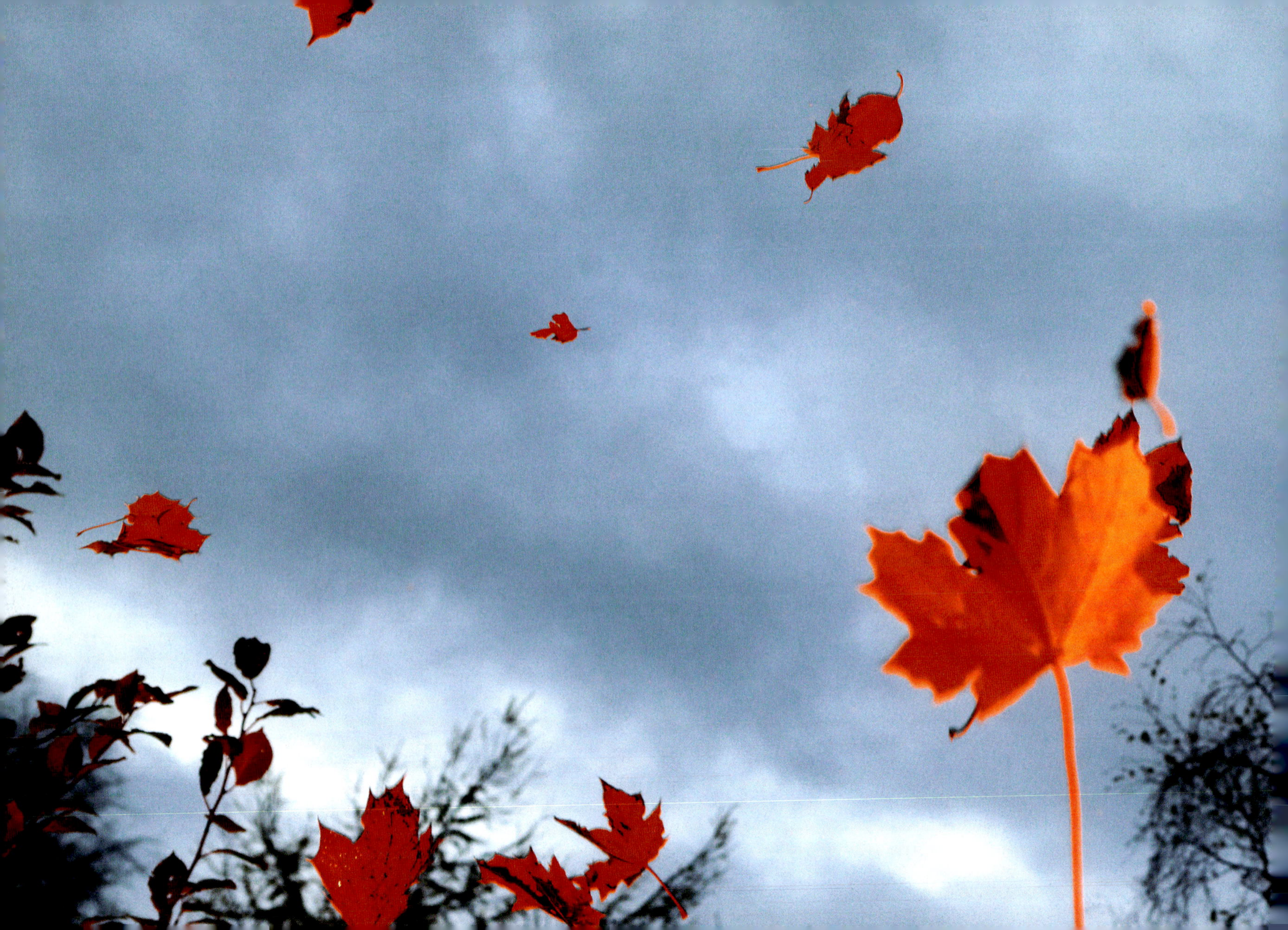

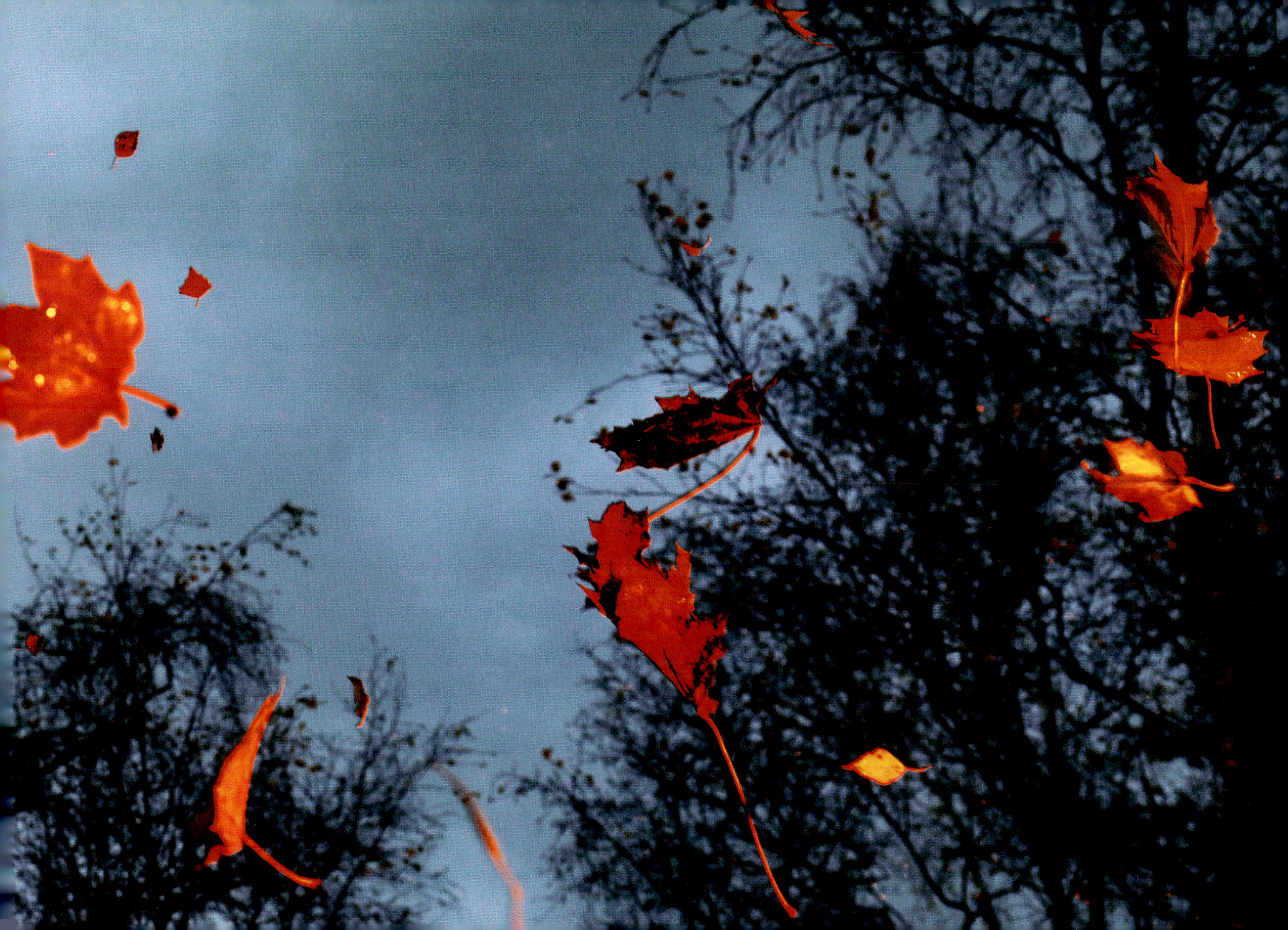

MAN MUSS VOR NICHTS IM

MAN SEINE ANGST

LEBEN ANGST HABEN, WENN
VERSTEHT. *Marie Curie*

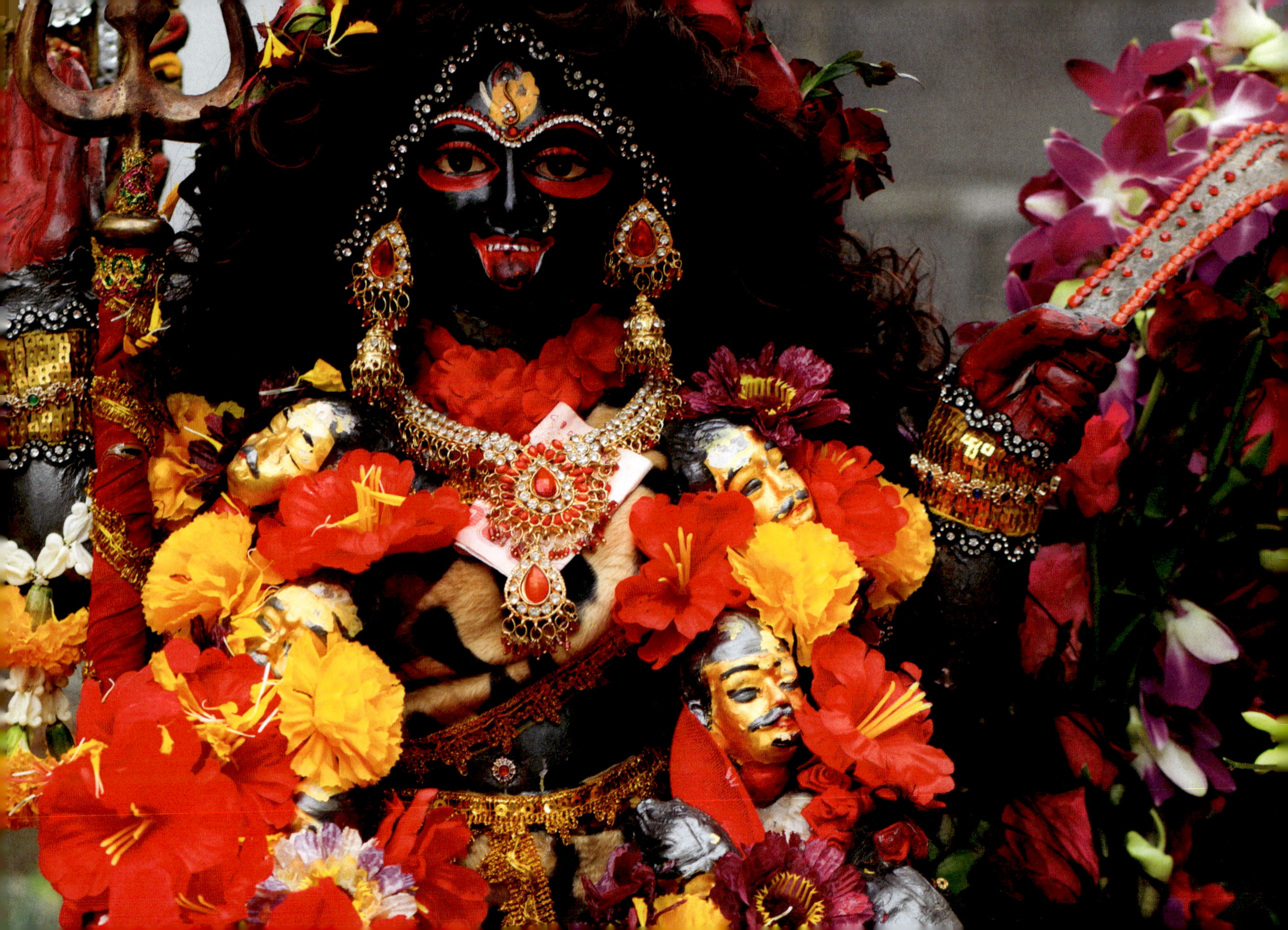

Es gibt wohl kaum eine indische Göttin, die furchteinflößender ist als Kali, die Göttin des Todes und der Zerstörung, die Vernichterin der Zeit. Um den Hals trägt sie auf vielen Darstellungen eine Kette aus Schädeln, um die Hüfte einen Rock aus Menschenarmen, in den Händen hält sie ein Opfermesser, einen Dreizack oder einen Dämonenkopf. Ihre rote Zunge ist weit herausgestreckt. Auf vielen Bildern steht sie auf einem Toten, und um sie herum brennt ein Scheiterhaufen, manchmal wird sie auch von Schakalen begleitet.

Angst kennt jeder. Wenn sie uns heimsucht, rast unser Herz, der Magen wird flau, und die Knie werden weich. Angst ist beengend. Bei Angst wird unser Atem flach. Niemand hat gern Angst. Deshalb tun wir auch so viel, um sie zu vermeiden. Das Problem ist nur, dass wir aus Angst oft Mauern aufbauen, um uns sicherer zu fühlen. Doch wenn wir uns von unseren Gefühlen entfernen – auch den negativen –, leiden wir. Innere Mauern machen einsam. Wir müssen daher immer wieder daran arbeiten, offen zu bleiben und auch unsere Angst auszuhalten oder sie zu hinterfragen: Woher kommt sie? Hat meine Angst eine Berechtigung? Denn unser Instinkt will uns oft wichtige Dinge sagen. Dass wir auf dem falschen Weg sind zum Beispiel, dass wir uns überfordern, dass wir bestimmte Dinge anders machen oder sehen sollten.

Wer bereit ist, seine Angst wirklich kennenzulernen, erfährt viel über sich. Was wiederum gut zur Göttin Kali passt. Ihre Wut gilt vor allem der Ungerechtigkeit, sie kämpft gegen Unwissenheit und negative Kräfte, und sie steht, trotz ihres schrecklichen Anblicks, auch für Veränderung, Erlösung und Erkenntnis.

KALI

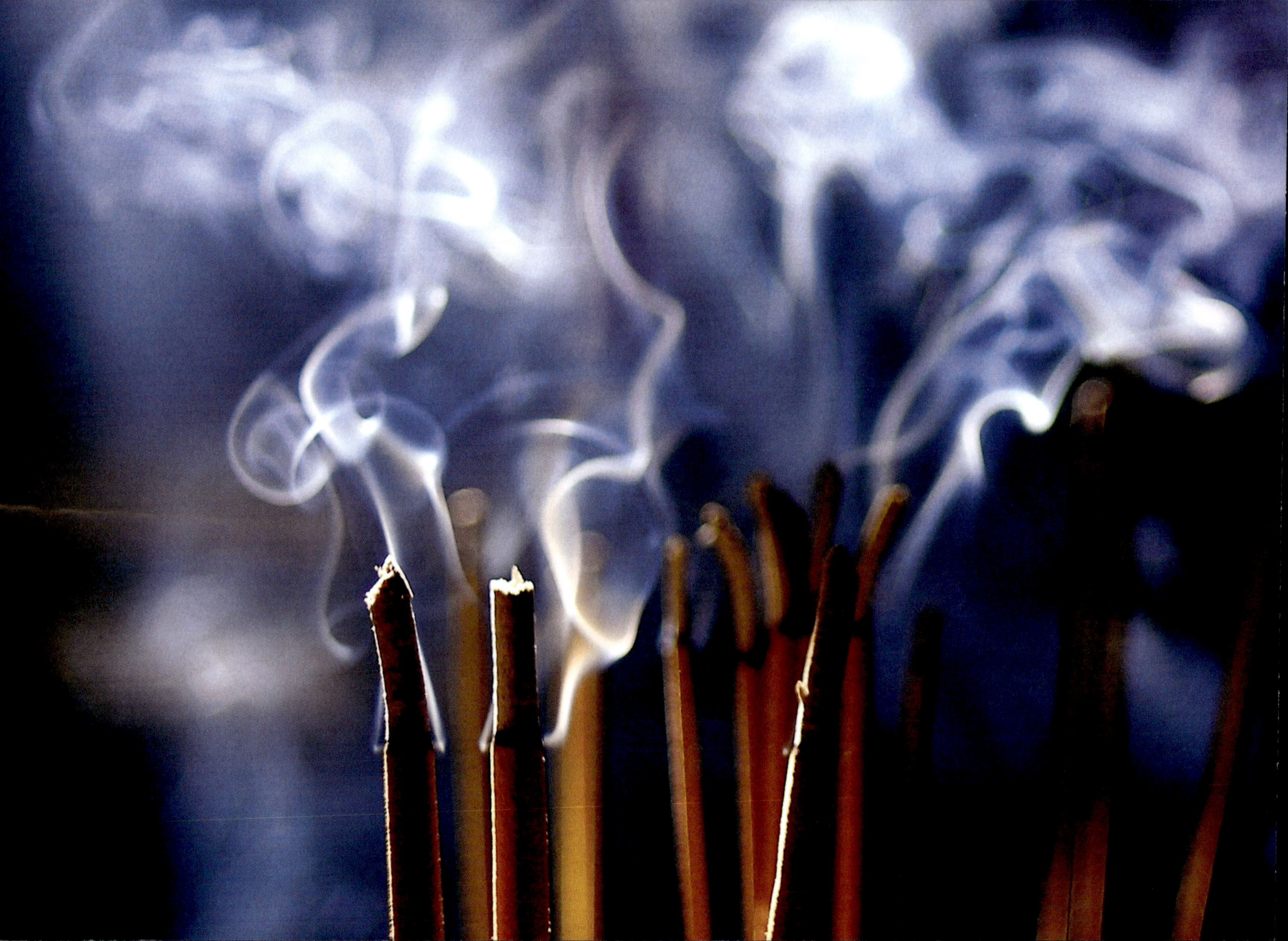

LE

ID

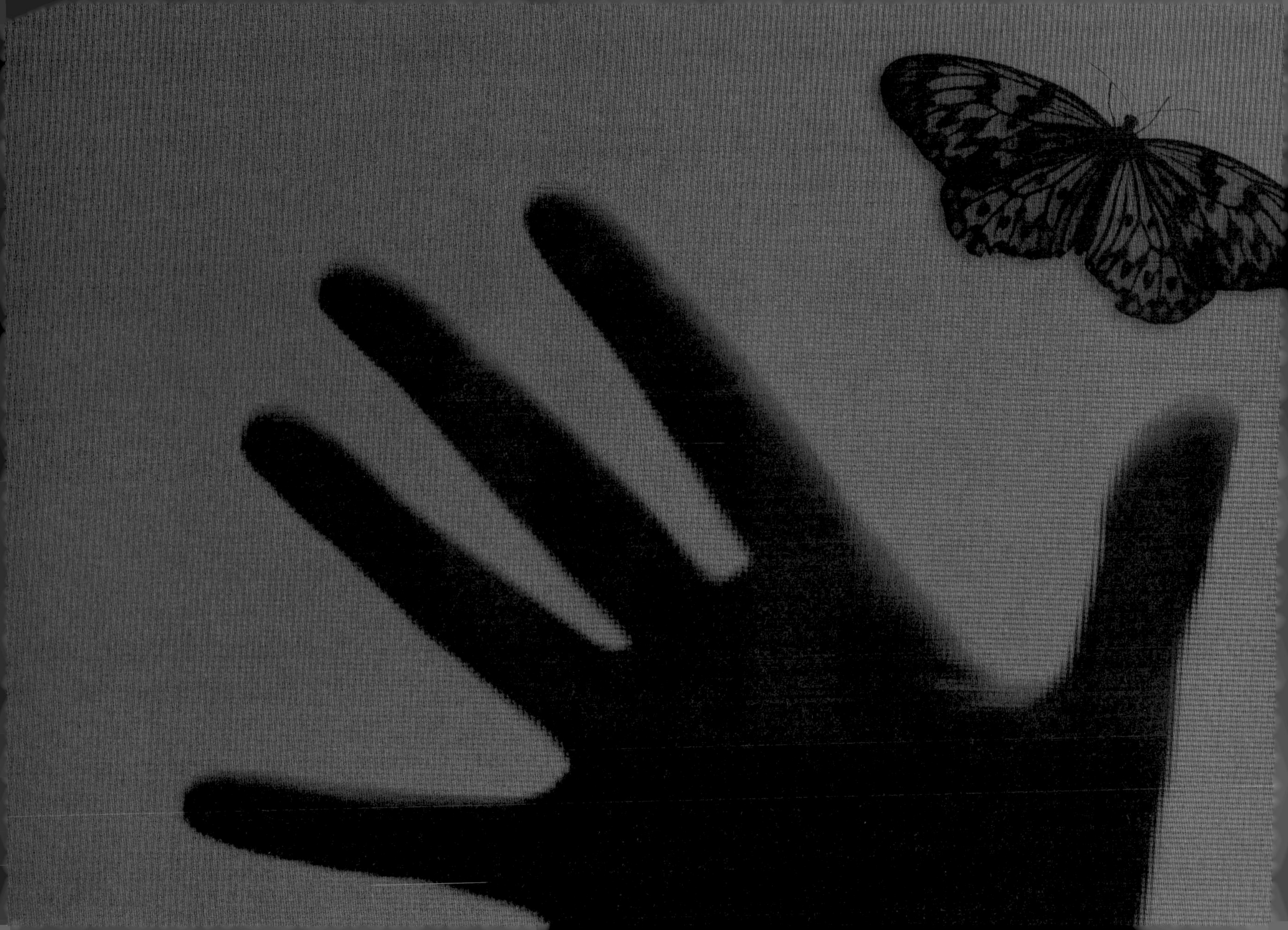

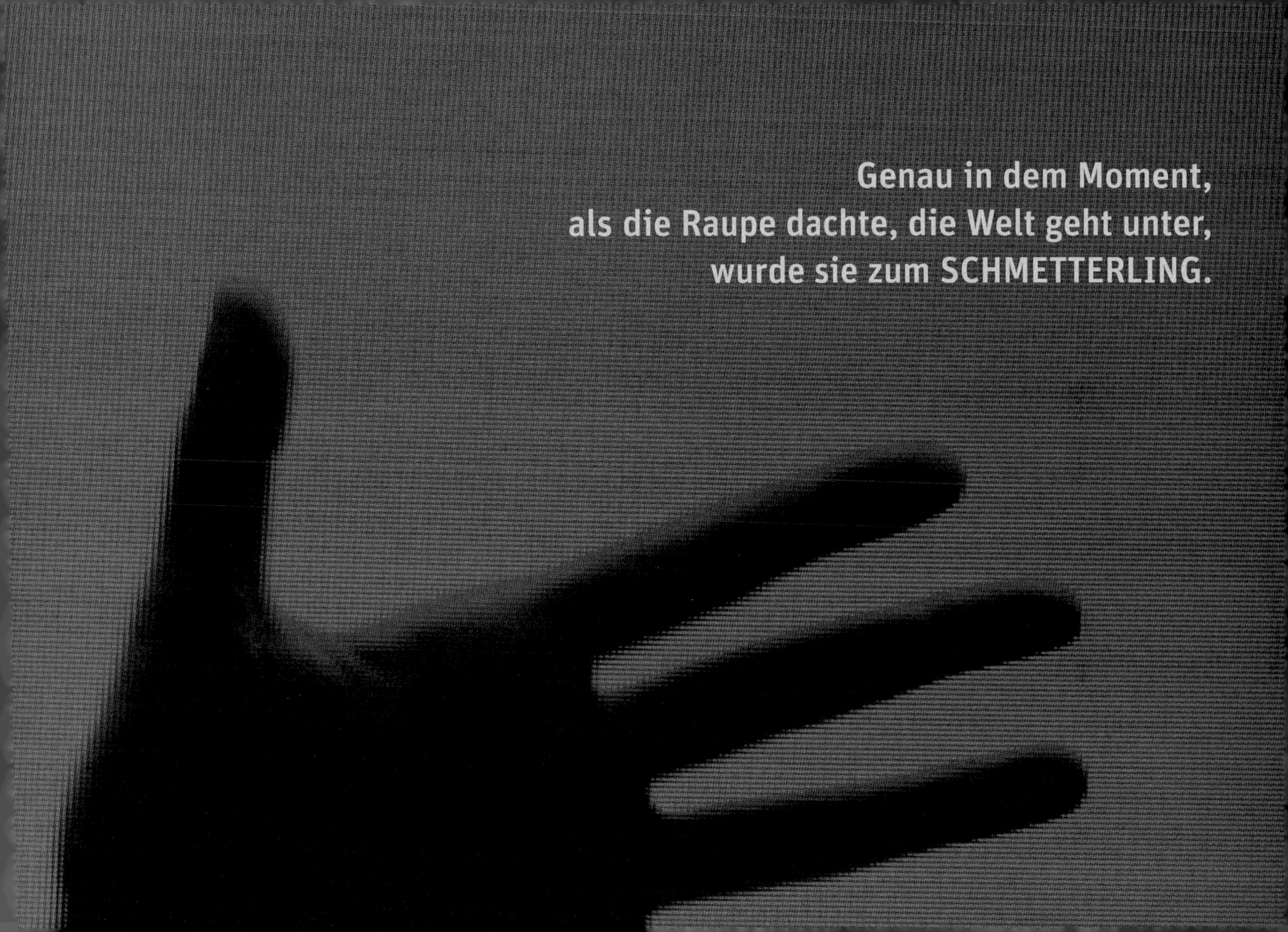

Genau in dem Moment,
als die Raupe dachte, die Welt geht unter,
wurde sie zum SCHMETTERLING.

DAS LEIDEN IST SO LANGE NÖTIG, BIS DU ERKENNST, DASS ES UNNÖTIG IST.

Eckhart Tolle

Stellen wir uns eine Welt vor, in der alles immer wunderbar ist: Überall herrschen Freude, Zufriedenheit und Glück. Es gibt keine Krankheiten oder Unfälle, keine Kriege, keinen Schmerz und auch kein Sterben. Stellen wir uns also das vollkommene Paradies vor. Und malen wir uns nun aus, mitten darin zu leben, zu baden in immerwährender Glückseligkeit. Würden wir jemals wieder fortwollen? Würden wir je fragen, woher wir kommen, was wir hier tun sollen und wohin wir wohl einst gehen werden? Wohl kaum.

Die spirituelle Suche beginnt mit der schlichten Lebenstatsache, dass Leid existiert, und dem Wunsch, es zu überwinden. Das Yoga-Wort für Leid ist *Duhkha* und es bedeutet eigentlich: negativer Raum. Das spannt den weiten Bogen von der kleinsten Unzufriedenheit bis hin zum schlimmsten vorstellbaren Leid. Eine schlechte Mahlzeit ist *Duhkha*. Krankheit ist *Duhkha*. Ärger und Sorgen sind *Duhkha*. Verlust und Herzschmerz, Angst und Verzweiflung, all das sind »negative Räume«, die wir am liebsten schnell verlassen möchten. Doch sie existieren. Und wir können ihnen im Leben nicht immer ausweichen.

Die Yoga-Philosophie hat beim Thema Leid eine außerordentlich radikale Position. Es ist fast wie ein Schlag ins Gesicht, wenn sie sagt: Im Kern ist *alles* schmerzhaft, sogar das Schöne, umso mehr, je stärker wir daran festhalten. Wir müssen uns über eines wirklich klar werden: Alles, was wir in dieser Welt sind oder haben, werden wir verlieren – spätestens, wenn unser Körper stirbt.

Das Glückliche und Schöne reimt sich im Sanskrit auf das Leid, und beide bilden ein unzertrennliches Paar: *Sukha* und *Duhkha* gehören zusammen. Macht nicht das Schöne schon rein logisch nur Sinn, wenn wir sein Gegenteil mitdenken? Wenn wir etwas »schön« nennen, sagt auch das *Tao Te King*, eines der tiefgründigsten Weisheitswerke der Menschheit, dann ist das Hässliche schon mit gesagt. Der eine Pol kann ohne den anderen nicht sein.

Doch die Yoga-Philosophie lässt es dabei nicht bewenden. Dieser Weg will über die Pole hinaus. Die einzige wirkliche Befreiung von der Leidhaftigkeit des Seins sieht er in der Erkenntnis, dass unsere Essenz spiritueller Natur ist. Solange wir das nicht erkennen, werden wir immer wieder negative Räume betreten.

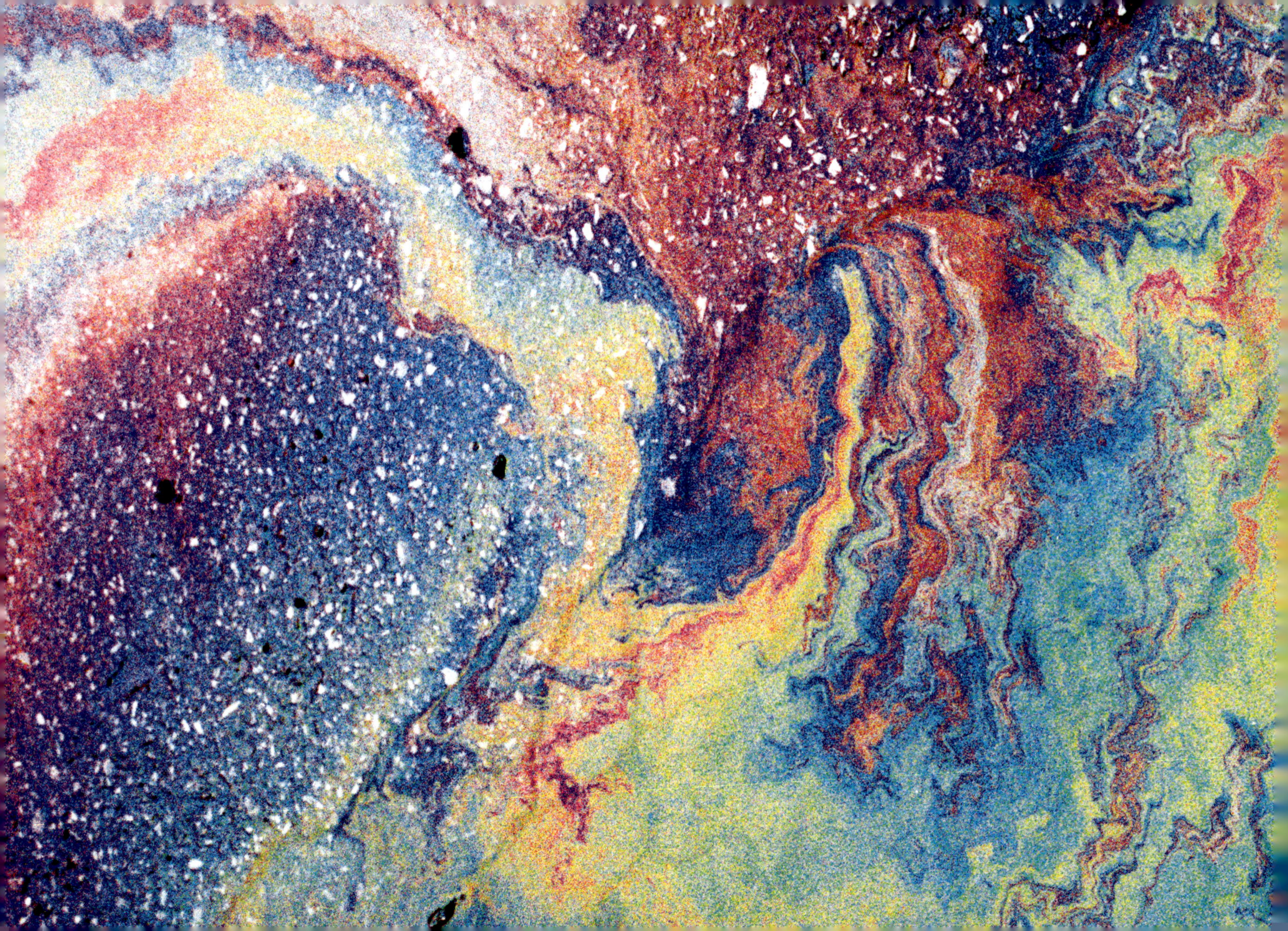

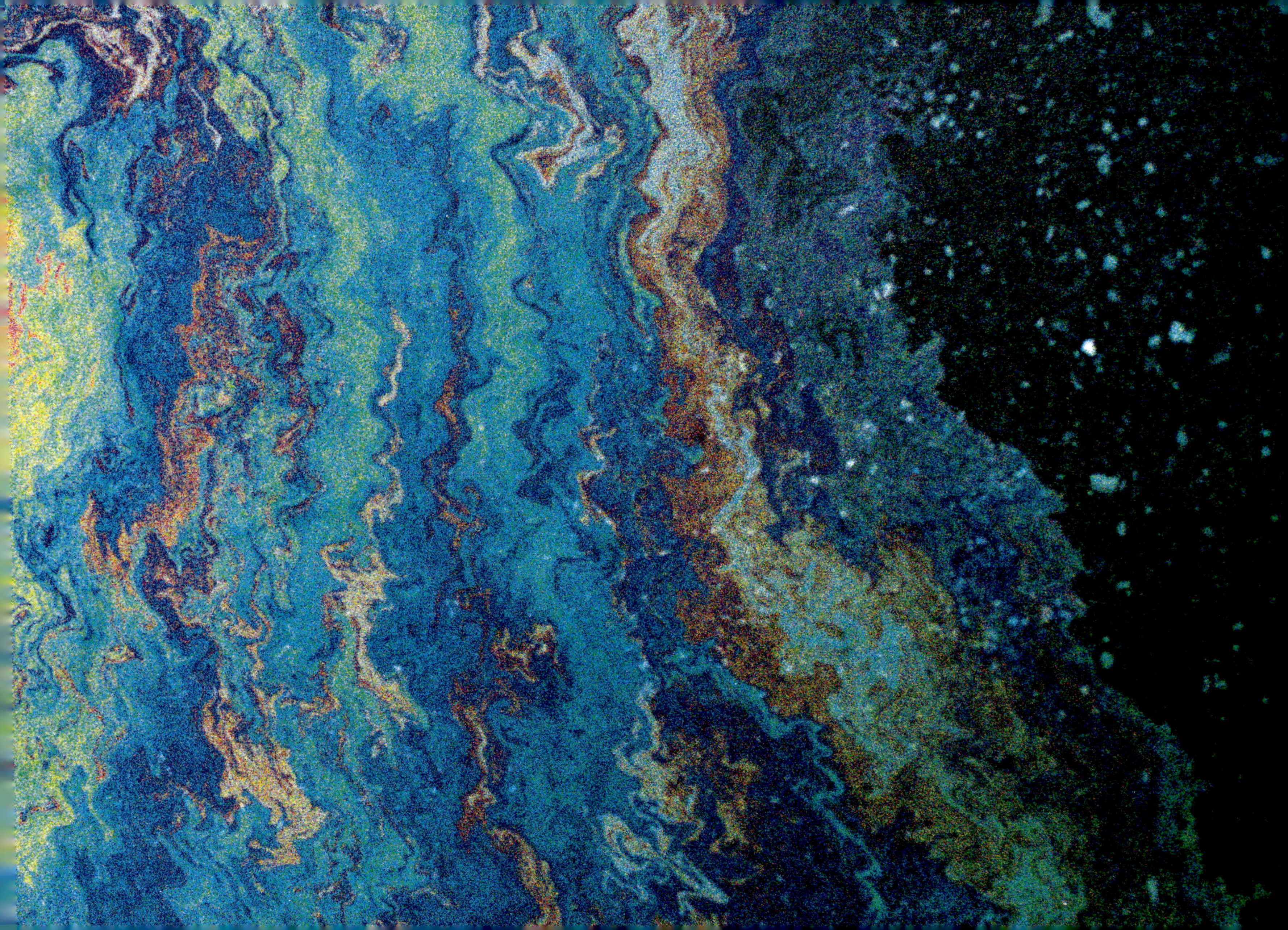

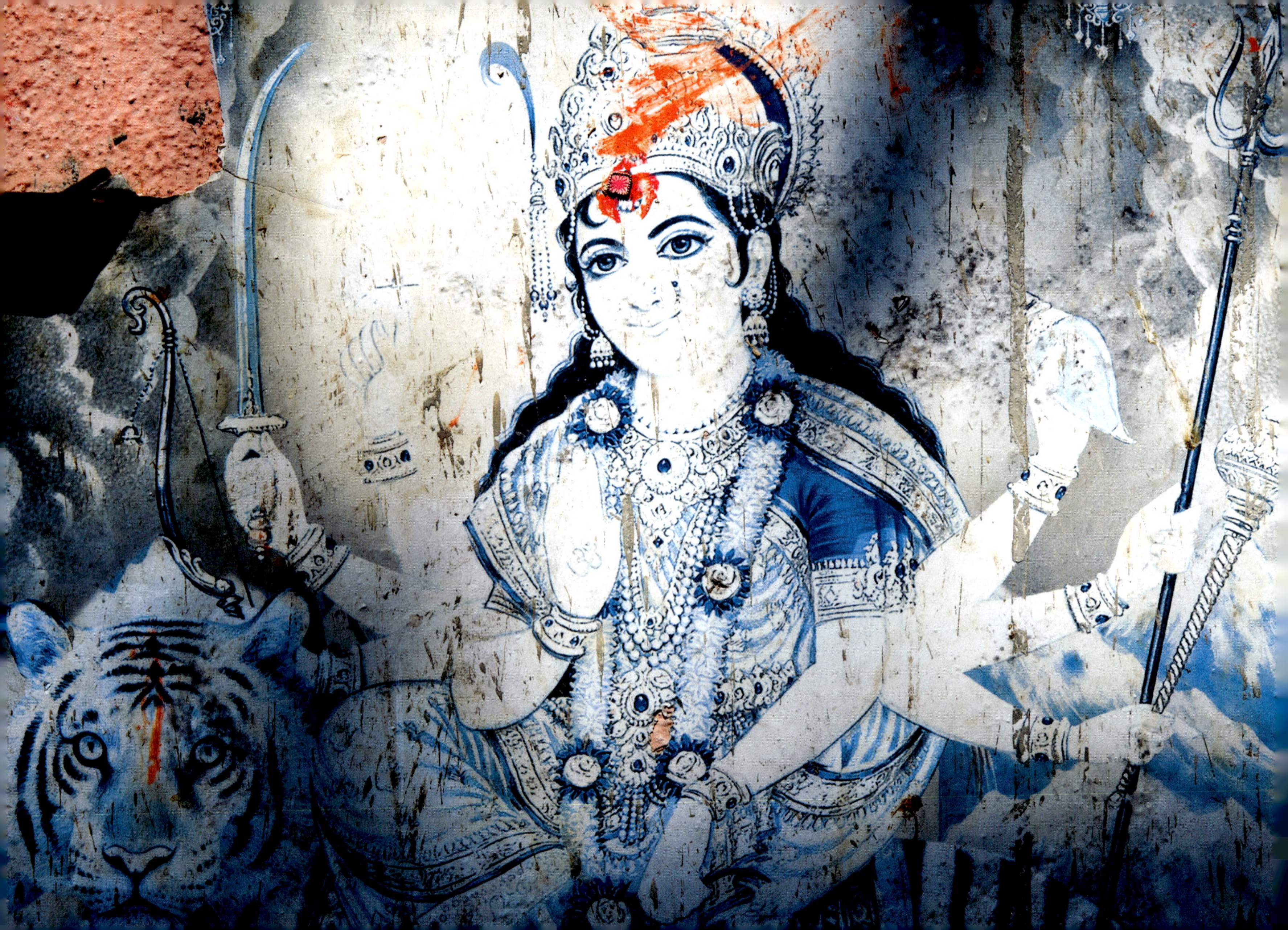

Die Göttin Durga hat unzählige Arme, in denen sie Schwerter, einen Dreizack, einen Bogen, eine Keule oder einen Diskus hält. Außerdem reitet sie auf einem Tiger. Sie gilt als stark und mutig und zugleich als unnahbar und schwer begreiflich. Durga ist berühmt für ihre Kämpfe gegen Dämonen.

Deshalb passt sie für mich gut zum Thema Leid. Wenn wir leiden, führen wir oft große innere Kämpfe. Wir müssen erst zu dem Punkt kommen, an dem wir den Schmerz, den wir spüren, annehmen können, ihn ertragen oder auch loslassen. Und oft sind uns die genauen Ursachen unseres Leidens nicht ganz klar.

Wenn es mir schlecht geht, frage ich mich inzwischen aktiv: Was in mir leidet eigentlich? Ist es mein Herz oder mein Ego? Ist es wirklich der Schmerz, oder bedauere ich mich selbst, weil etwas nicht so ist, wie ich es mir wünsche? Wenn ich über diese Fragen Klarheit gewinne, gelingt es mir viel besser, mit dem Schmerz umzugehen. Und oft kann ich dann die Verbindung zum Leid kappen. Wer seinen eigenen Schmerz versteht, ist viel schneller frei.

DURGA

ES IST VERNÜNFTIGER
ALS ÜBER DUNKELHEIT ZU

EINE KERZE ANZUZÜNDEN,

KLAGEN. *Konfuzius*

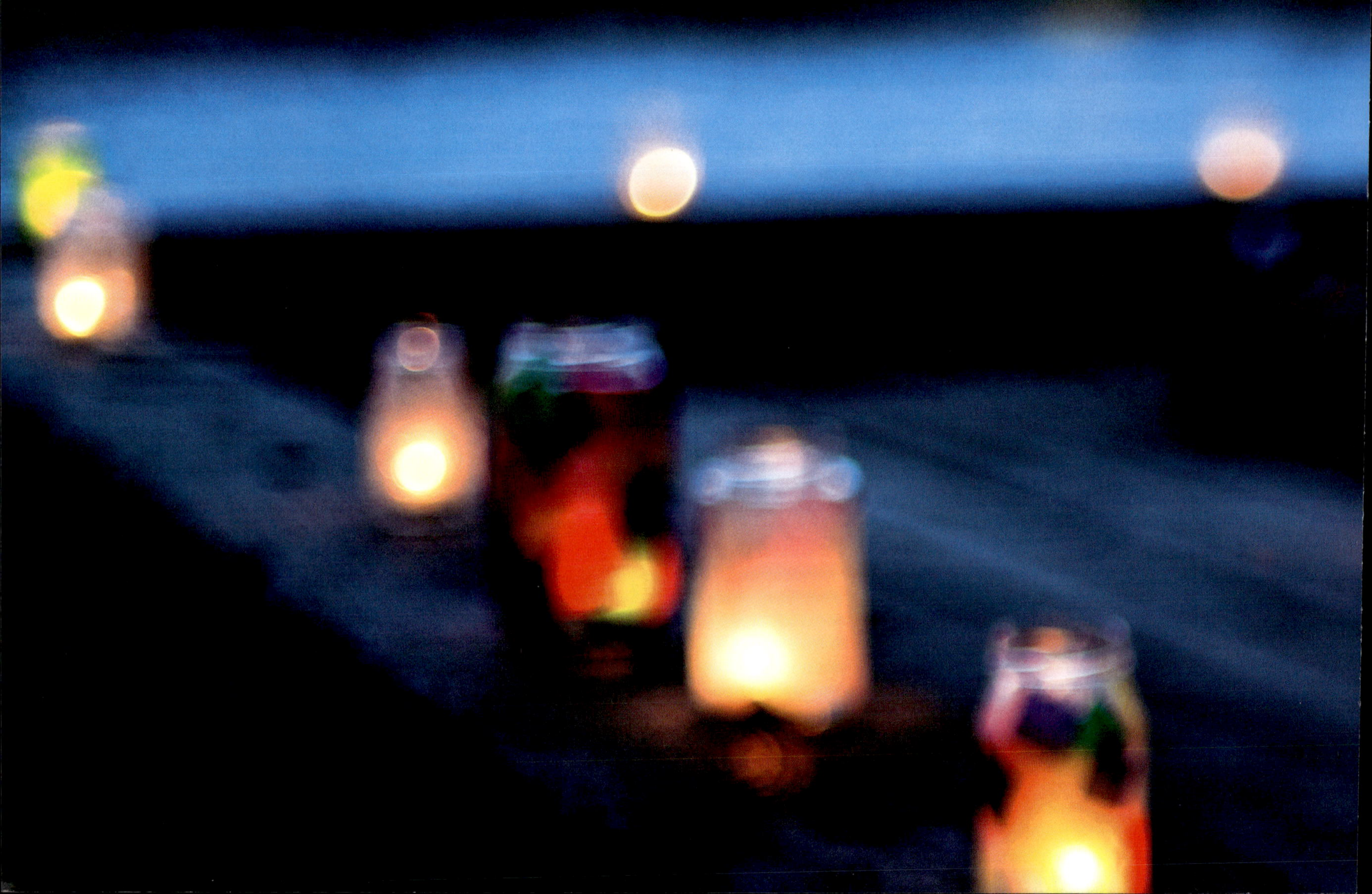

INTUITION

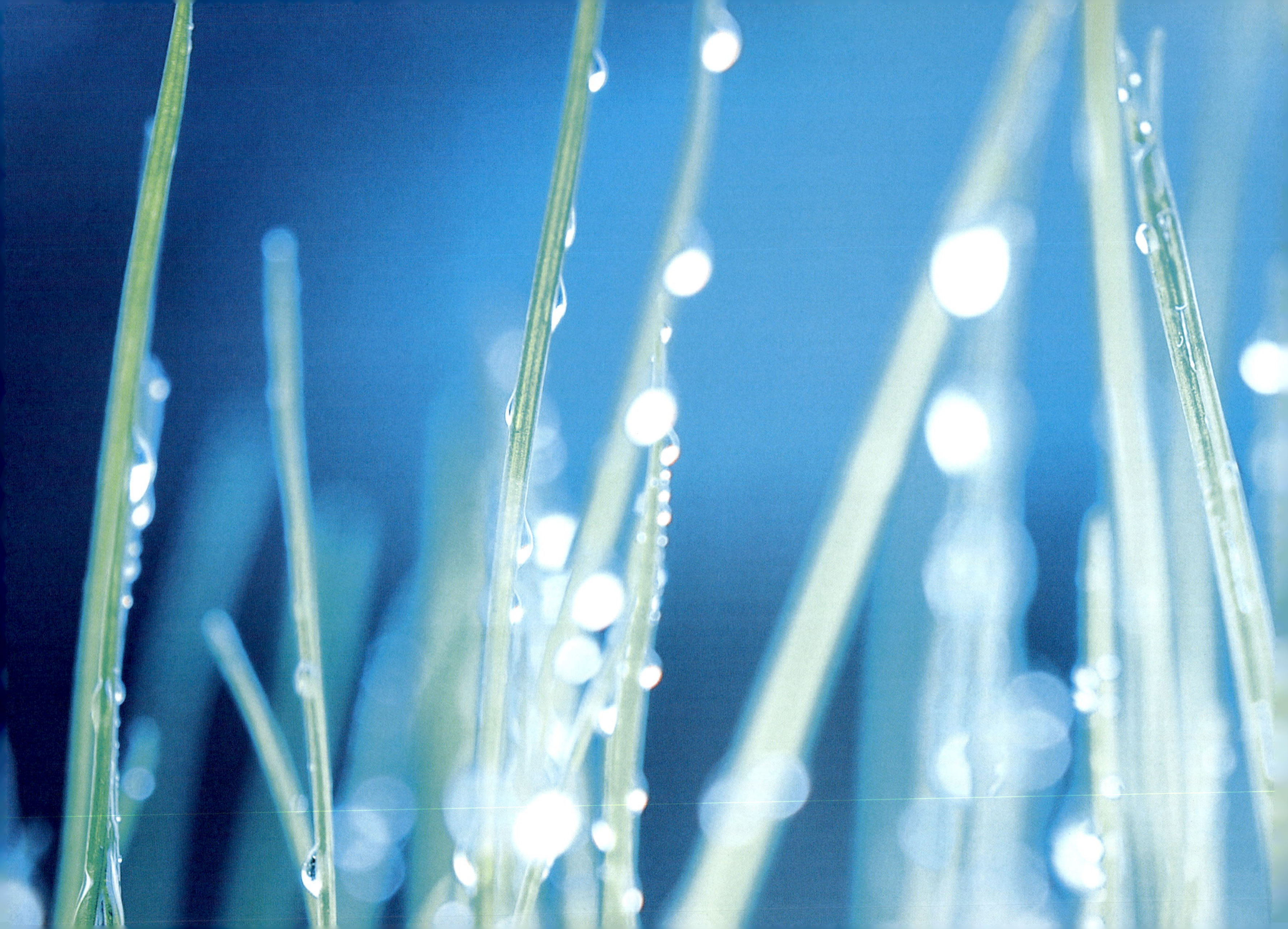

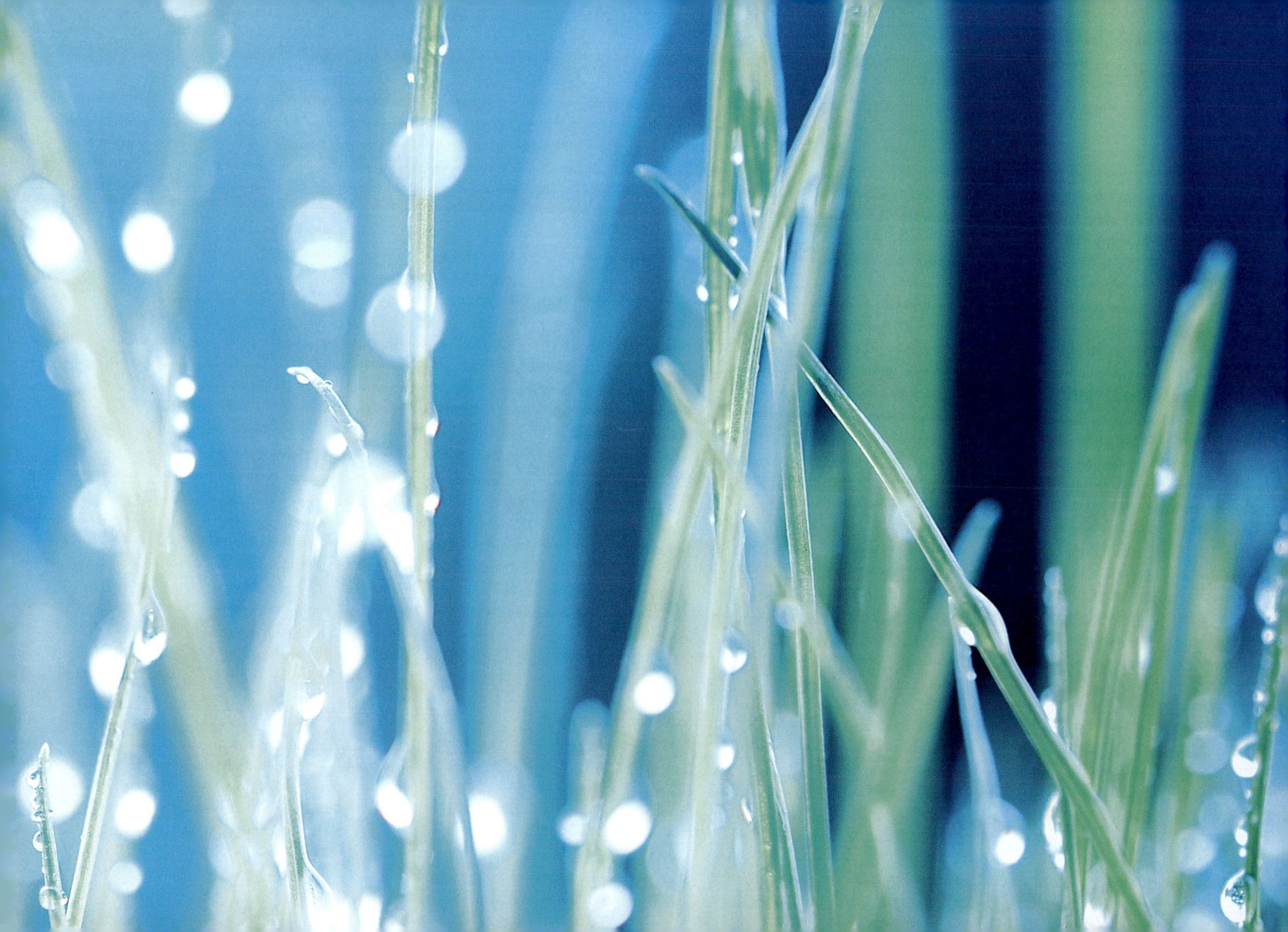

AN IRGENDEINEM PUNKT MUSS MAN
DEN SPRUNG INS UNGEWISSE WAGEN.
ERSTENS, WEIL SELBST DIE RICHTIGE
ENTSCHEIDUNG FALSCH IST, WENN SIE
ZU SPÄT ERFOLGT. ZWEITENS, WEIL ES
IN DEN MEISTEN FÄLLEN SO ETWAS
WIE GEWISSHEIT GAR NICHT GIBT.

Manchmal sagen wir, wir hätten eine Entscheidung intuitiv getroffen, und meinen damit, dass es keine Entscheidung des Verstandes war. Wir trennen Intuition und Verstand. Wie hält es die Yoga-Philosophie damit? Nun, sie hat da eine ziemlich klare Logik.

Zum einen geht es ihr um *Balance* auf allen Ebenen. Ein Vernachlässigen des Verstandes zugunsten der Intuition oder umgekehrt gilt ihr als nicht erstrebenswert. Beide gehören zu unseren Möglichkeiten, und wir sind gut beraten, sie einzusetzen. Zum anderen trennt die Yoga-Philosophie Intuition und Verstand nicht, sondern rechnet beide einer mentalen Instanz zu, nämlich *Buddhi*, dem »Organ« der Intelligenz, Intuition, Willens- und Entscheidungskraft. Wo wir also trennen, sieht Yoga die Einheit.

Wir müssen genauer hinschauen: Ob einer Entscheidung ein intuitiver oder verstandesmäßiger Prozess vorausgeht, ist nicht der Punkt. Wir dürfen den Prozess, der zu einer Entscheidung führt, nicht mit der Entscheidung selbst verwechseln. Worauf es vielmehr ankommt, ist, dass eine Entscheidung ein bewusster Akt ist. Und ein solcher kommt immer aus *Buddhi*. Das heißt natürlich nicht, dass unsere Entscheidungen immer richtig wären, *Buddhi* liegt eben nicht immer richtig, sie ist nicht von Natur aus weise. Unsere *Buddhi*, so sagt *Sankhya* – die Grundlage der Yoga-Philosophie –, ist teilweise veranlagt und teilweise erworben. Je nachdem, mit welcher mentalen Ausstattung wir geboren wurden und wie wir sie entwickelt haben, kann *Buddhi* unweise oder sogar böse sein. Es gibt hochintelligente Menschen, die sehr bewusst sehr böse Dinge tun. Es ist die Bewusstheit, die eine Entscheidung zu einer Entscheidung macht.

Folgen wir blind einem Gefühl, dann handeln wir aus *Manas*, jenem mentalen Bereich, in dem Instinkte, Reflexe, Emotionen und das gewohnheitsmäßige Handeln zu Hause sind. Ohne *Buddhi* sind wir Menschen nur unbewusste Automaten. Es gibt aber noch einen dritten Spieler: *Ahamkara*, das Ego, das Sicherheit und Wachstum sucht. Es geht ihm um sein Überleben, und ohne eine weise *Buddhi* geht es schon mal über Leichen. Alle drei zusammen – *Manas*, *Ahamkara* und *Buddhi* – formen das „innere Organ" oder unseren individuellen Geist.

Intuition und Intelligenz sind keine Widersacher. Beides sind hilfreiche Gaben. Wichtig allein ist, bewusst zu entscheiden, anstatt uns von Gewohnheiten, Gedanken und Gefühlen beherrschen zu lassen. Die Frage also ist: Wer von den drei Spielern ist Herr im Haus?

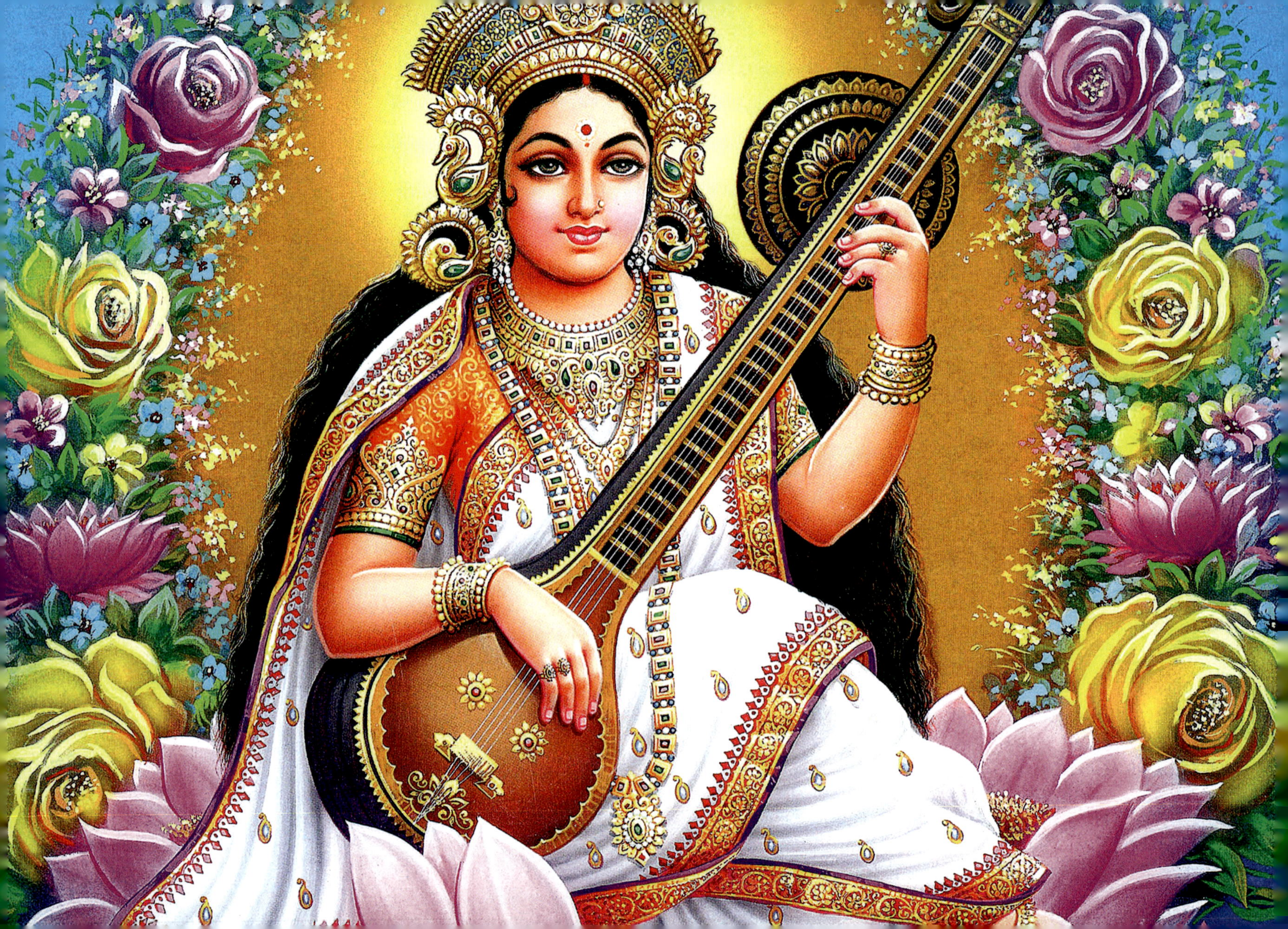

Geht es um Intuition, um Wissen und dieses schöne Gefühl von Gewissheit, muss ich an Sarasvati denken, die Göttin der Wissenschaften, der Inspiration, der Dichtung und der Weisheit. Auf Bildern sitzt sie oft an einem Fluss und spielt auf der Vina, einem Saiteninstrument. Dabei hält sie manchmal in den anderen Händen eine Gebetskette oder alte Schriften auf Palmblättern. Ihre Stimme, so sagt man über Sarasvati, die Sprachbegabte, ist der Wasserfall. Sie wird auch die Fließende genannt.

Das Thema Intuition ist für mich sehr eng mit Kreativität verknüpft. Um kreativ sein zu können, braucht man sowohl Wissen als auch ein feines Gespür. Beides zusammen muss im Fluss sein und ein Spiel. Erst dann kommt man auf gute Ideen. Und die sind oft wie ein Geschenk, als würde man von einer Muse geküsst. Wer das Gefühl hat, die Dinge würden fließen, verspürt große Energie.

Sarasvati wird oft von einem Pfau in schillernden Farben begleitet. Intuiton ist für mich genau das: etwas sehr Buntes, Schönes, Unbegrenztes.

SARASVATI

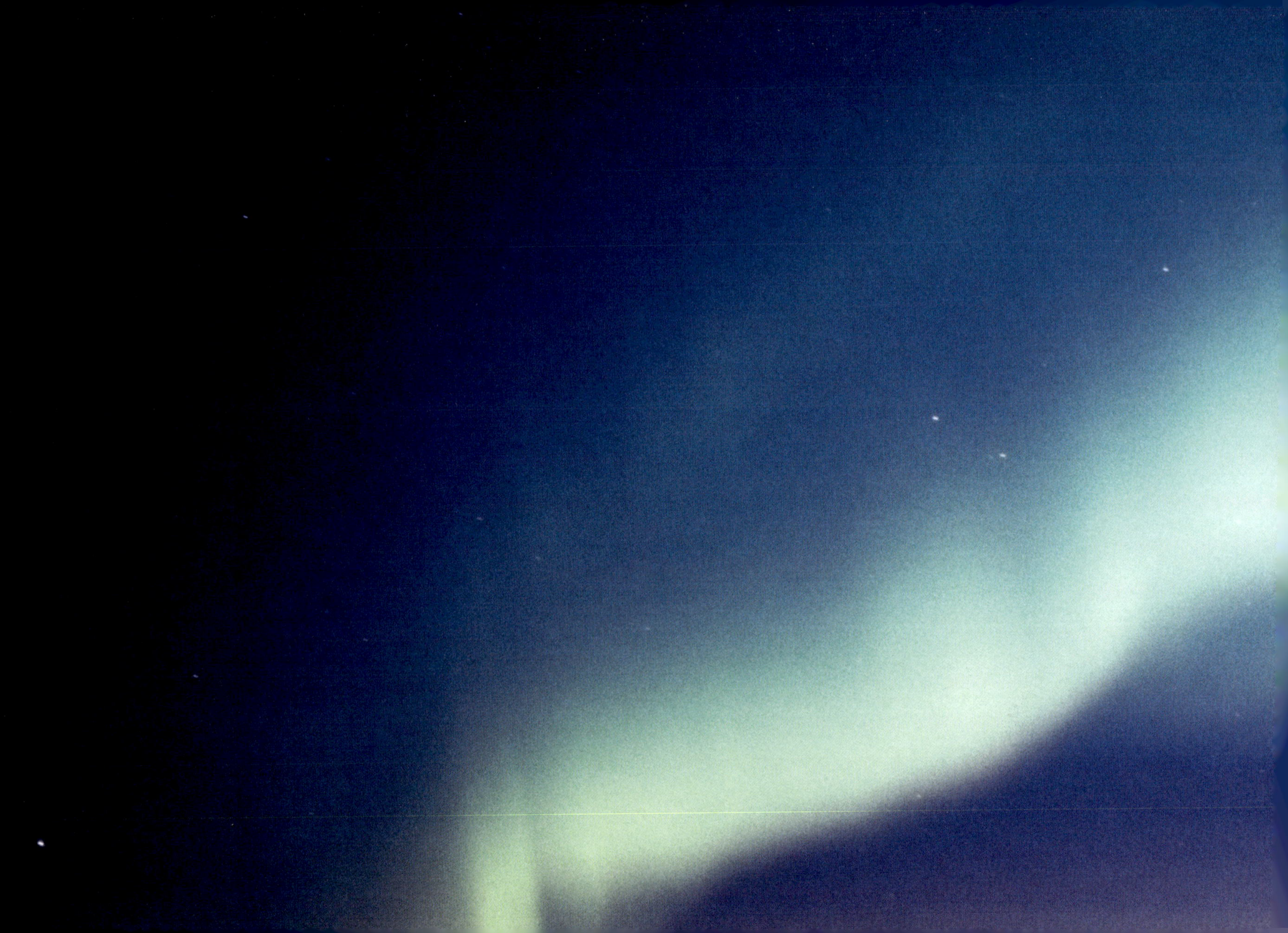

INTELLIGENZ,
ERWACHT IST, IS
UND INTUITION
WAHRE FÜH

DIE VOLL
T INTUITION,
IST DIE EINZIG
RUNG IM LEBEN.

Krishnamurti

ZU

FRIE

DEN
HEIT

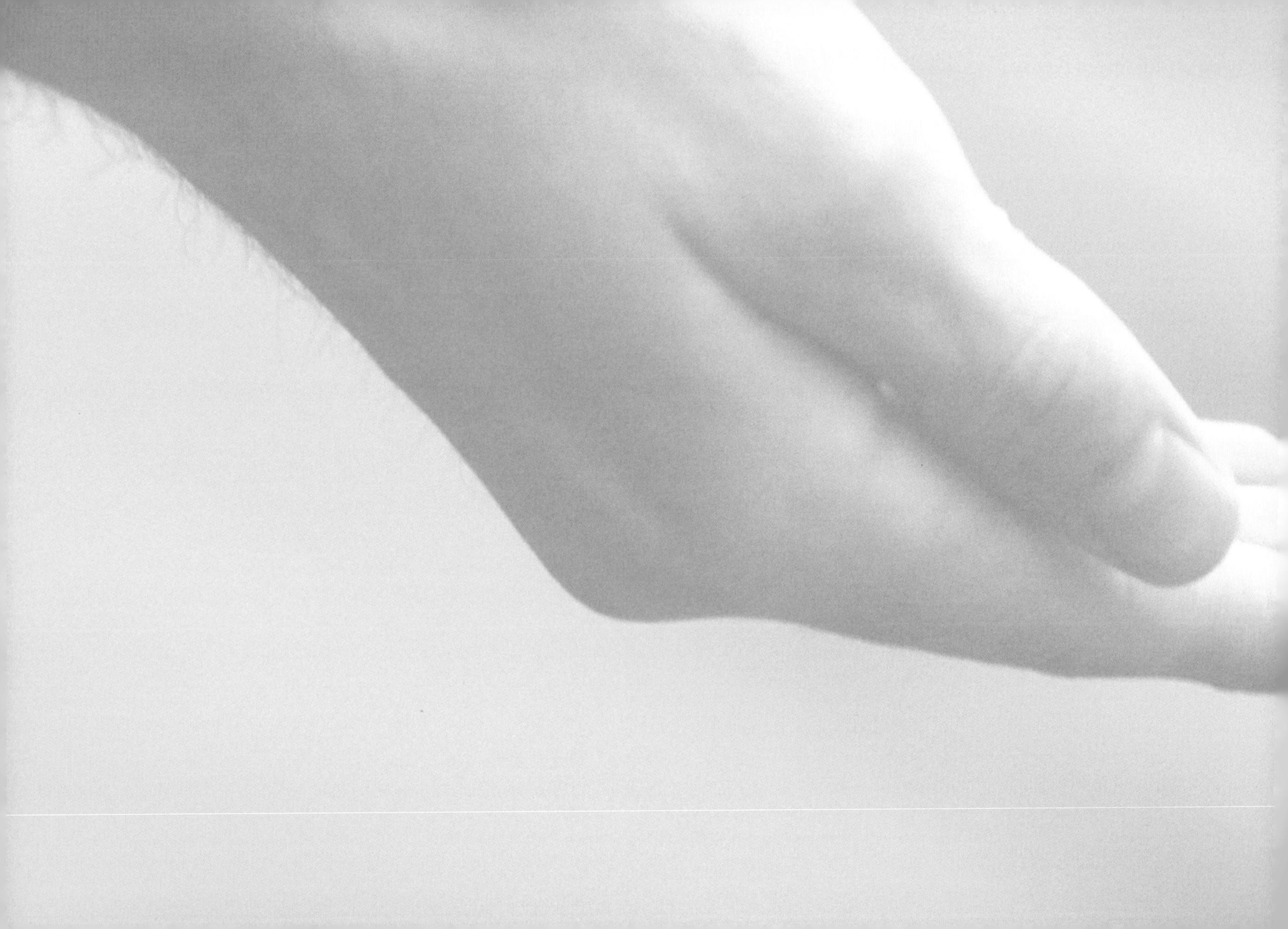

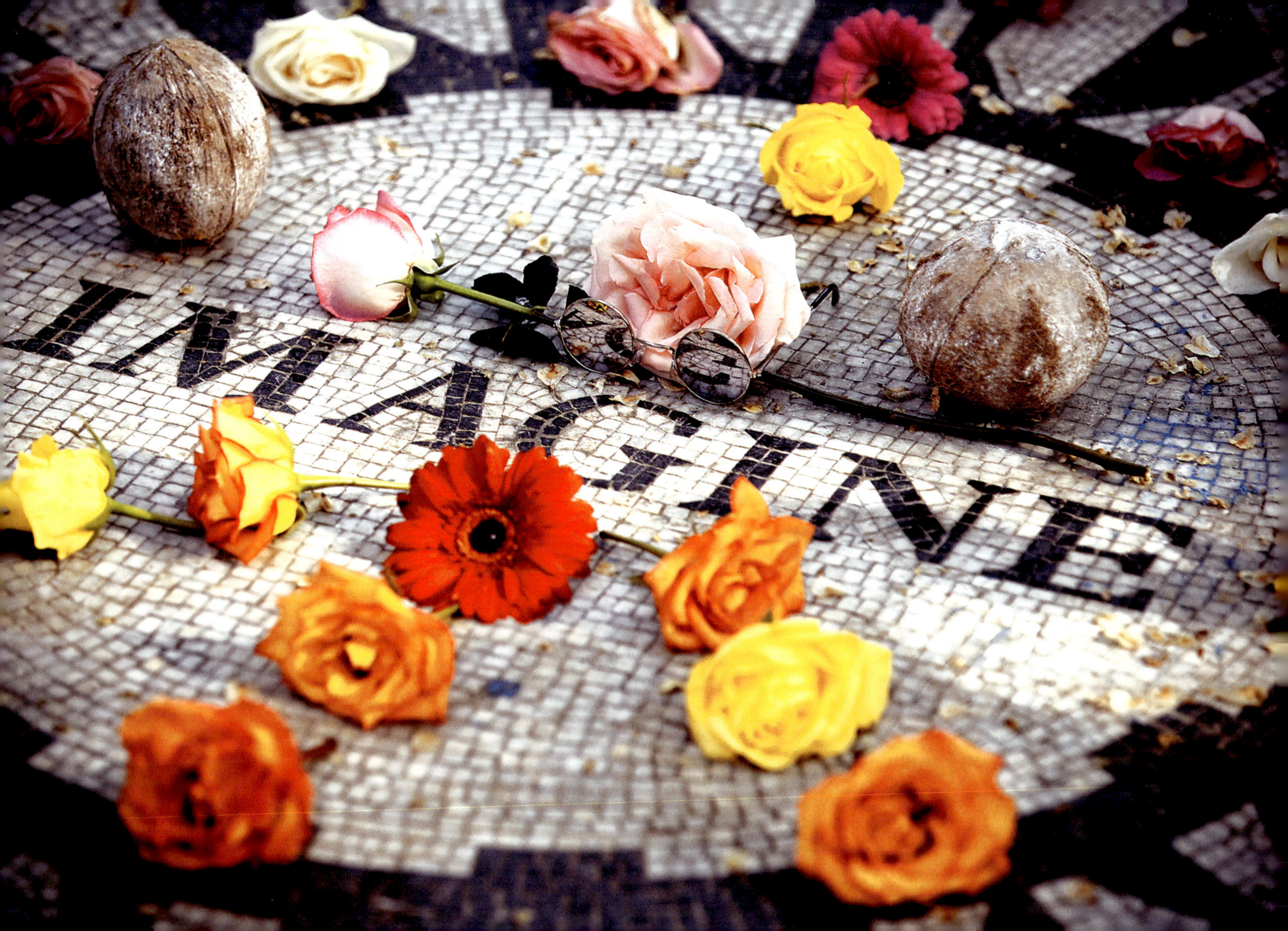
IMAGINE

Santosha, die Zufriedenheit, ist der Himmel auf Erden. Zufriedenheit, darin steckt das Wort *Frieden*. Geistesfrieden. Innerer und äußerer Friede sind natürlich eins, denn wären alle immer zufrieden, hätte das Kämpfen ein Ende. Keine Konflikte mehr.

Zufriedenheit ist der natürliche Zustand jener, die frei von Wünschen sind. Hinter Wünschen steht Unzufriedenheit, die nach Befriedigung ruft. Ist ein Wunsch erfüllt, kehrt jener Zustand zurück, der vor dem Wunsch schon gegeben war. Und, das ist die Krux, es stellt sich bald schon der nächste Wunsch ein, sodass der friedliche Grundzustand wieder verloren geht. Es gibt so viele Wünsche, unerfüllbare zumal, dass eine permanente Spannung der Unzufriedenheit herrscht. Wie paradox: Die moderne Wirtschaft soll uns mit allem versorgen, was wir für ein gutes Leben brauchen. Dabei kann sie nur funktionieren, wenn alle dauernd unzufrieden sind, ein Produkt nach dem anderen kaufen und von einem Wunsch zum nächsten gehen – von Unzufriedenheit zu Unzufriedenheit.

Das Hauptproblem des Menschen ist *Avidya*, die spirituelle Blindheit: Wir sehen nicht mehr die Quelle, aus der wir kommen. Stattdessen fühlen wir uns getrennt vom Ganzen der Schöpfung, als Ich, ausgesetzt in der Wildnis der Welt, ein Gefühl, das Patanjali *Asmita* nennt. Und dieses Ich will haben, *Raga*, und nicht haben, *Dvesha*, was auch wieder nur ein Habenwollen ist: nämlich ein Anders-Habenwollen dessen, was ist. In *Raga* steckt *ra*, das Feuer. Das brennt. Der Schmerz ist also mitgesagt, so wie im Wort Leidenschaft. Und in *Dvesha* steckt *dva* oder zwei: Wir zerteilen die Welt in das, was wir wollen, und das, was wir nicht wollen. Wir können sie offenbar nicht zur Gänze annehmen. Und was wollen alle am allerwenigsten? Welche Ironie: Eben das, was alle mit absoluter Sicherheit bekommen werden: den physischen Tod.

Am Leben zu hängen – *Abhinivesha* – ist die letzte der fünf Hauptursachen des Leidens. *Avidya, Asmita, Raga, Dvesha* und *Abhinivesha*: Sie machen uns das Leben zur Hölle. Yoga will ihnen ans Leder, indem er die Wurzel ausreißt: *Avidya*, die spirituelle Blindheit. Erkenne, wer du in Wahrheit bist, dann bist du frei, wunschlos, zufrieden. In Frieden.

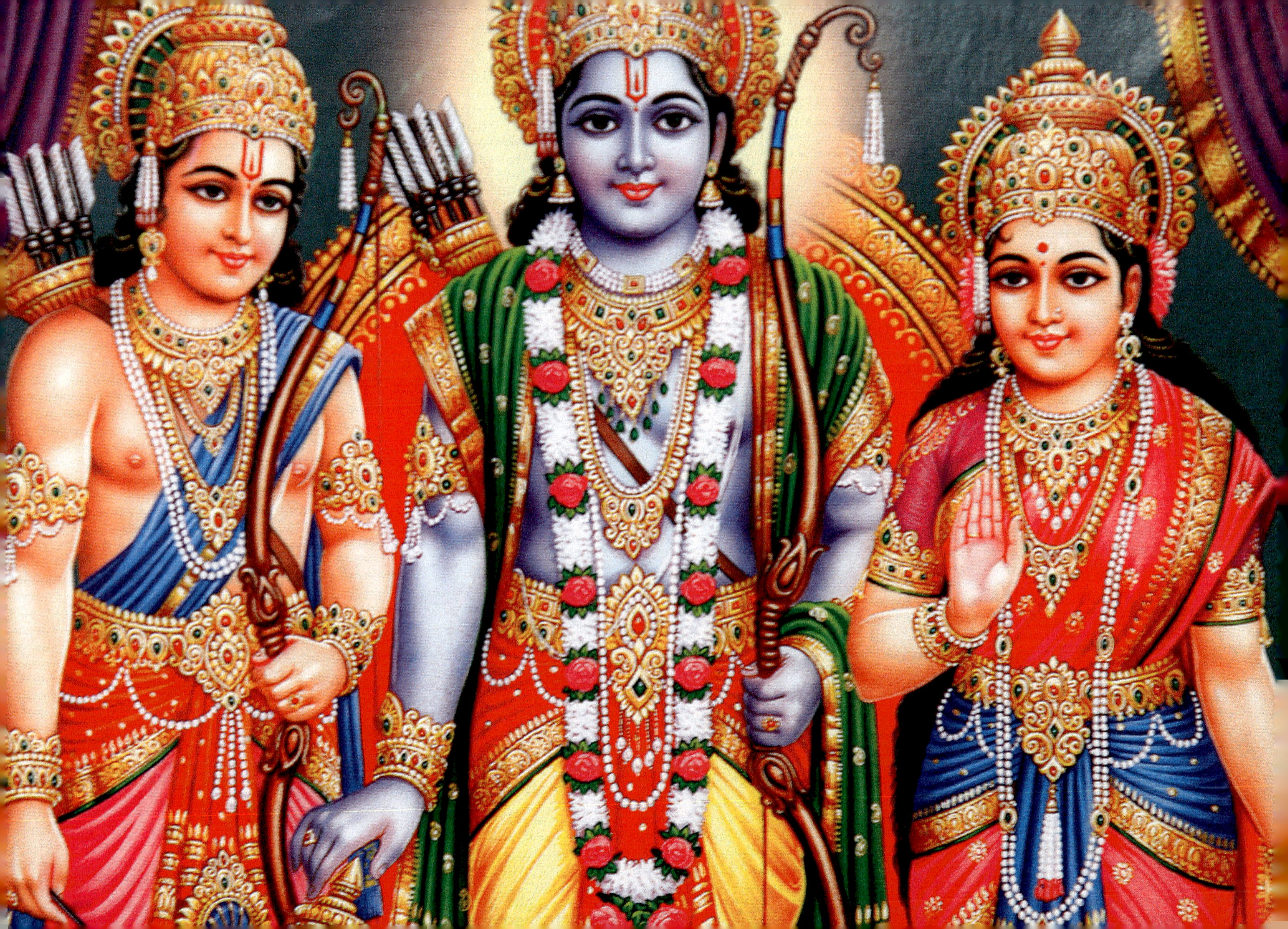

Auch wenn Rama das Gewand eines Kriegers trägt und stets mit Pfeil und Bogen ausgerüstet ist, ist er ein friedlicher Held. Er ist der Gott der Freude und der Rechtschaffenheit und einer der tugendhaftesten unter den Göttern. Er sucht nicht nach dem Schlechten und hat Kontrolle über seine Wut. Seinen Bogen und seine Pfeile setzt dieser edle Gott dafür ein, das Böse zu bekämpfen, damit das Gute siegen kann.

Diese Haltung gegenüber der Welt ist im Grunde nichts anderes als das Rezept für Zufriedenheit. Wer sich auf das Gute und Schöne in seinem Leben konzentriert und es auch in schweren Zeiten nicht aus den Augen verliert, geht leichter durchs Leben. Ich bin fest davon überzeugt, dass wir die Haltung der Zufriedenheit genauso üben sollten wie die Yoga-Praxis. Zufriedenheit hat viel mit Dankbarkeit gegenüber dem zu tun, was das Leben einem schenkt. Ich versuche, mir jeden Abend vor dem Einschlafen noch einmal aufzuzählen, wofür ich dankbar sein kann und was ich an diesem Tag Schönes erlebt habe. Je besser man seinen eigenen Blick für das Schöne, das man erlebt hat, trainiert, desto mehr davon sieht man.

RAMA

ES IST FAST NOCH
DAS SCHICKSAL NIMMT, ALS

WICHTIGER, WIE EIN MENSCH
WIE SEIN SCHICKSAL IST.

Wilhelm von Humboldt

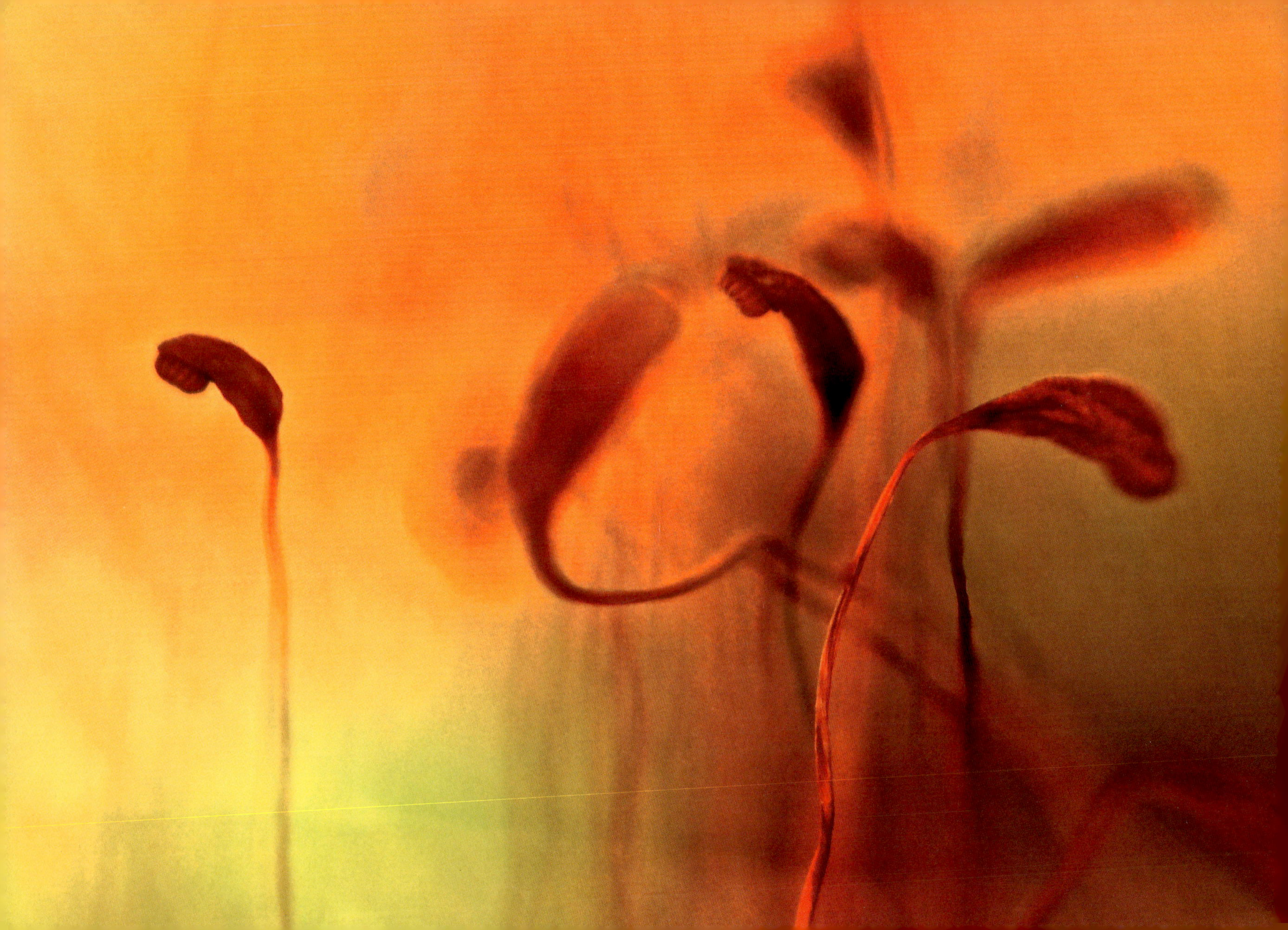

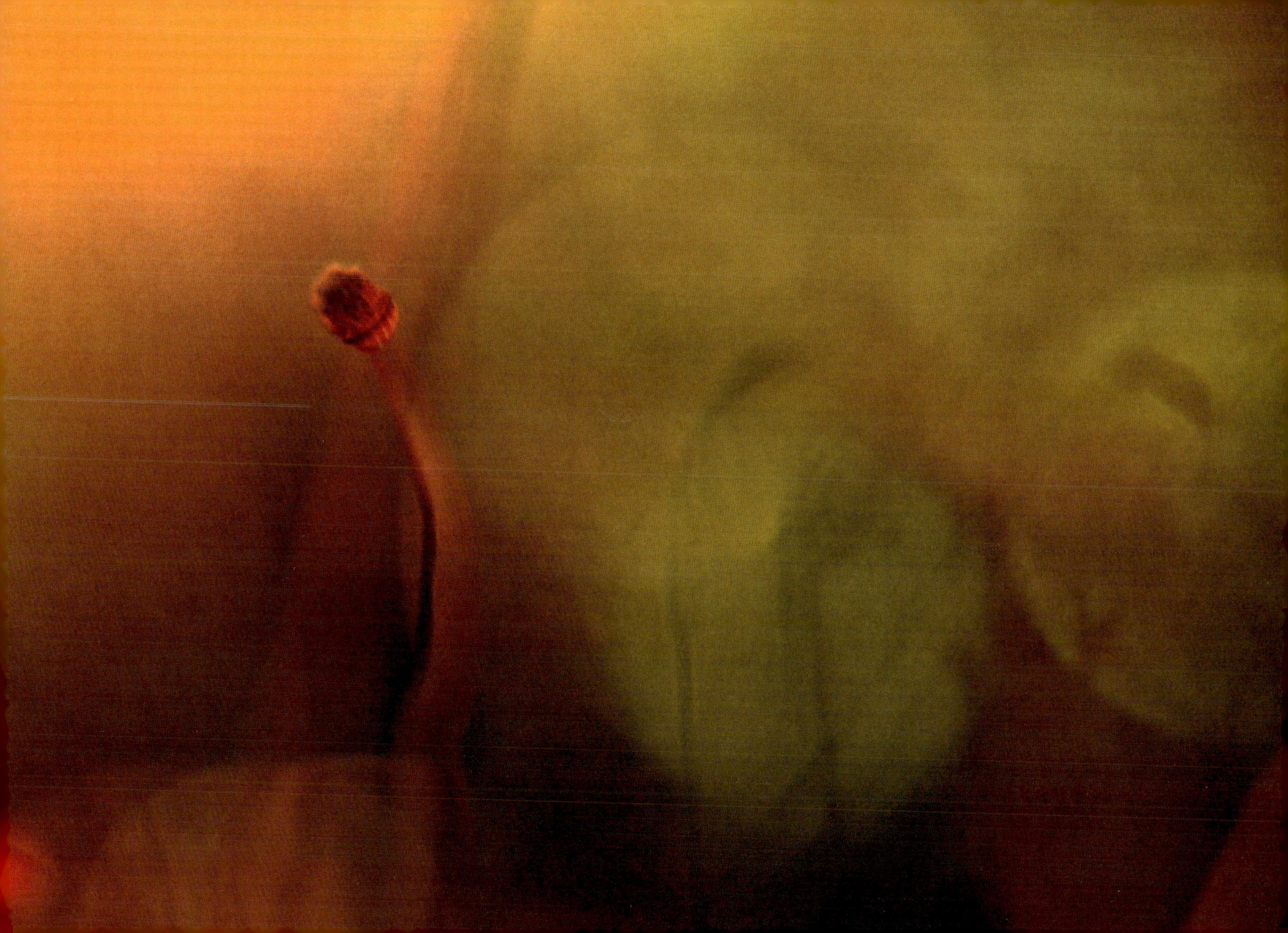

AT

EM

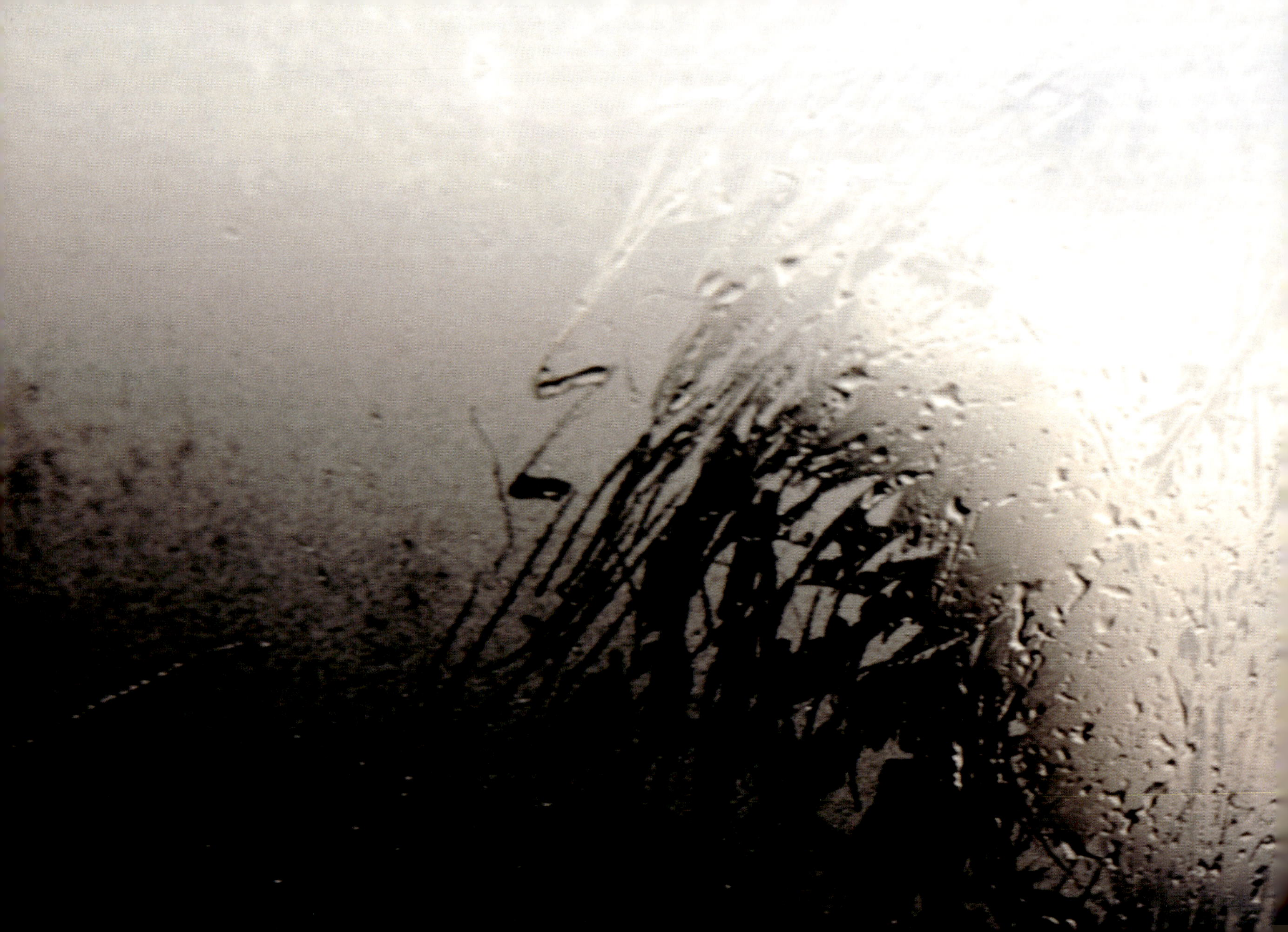

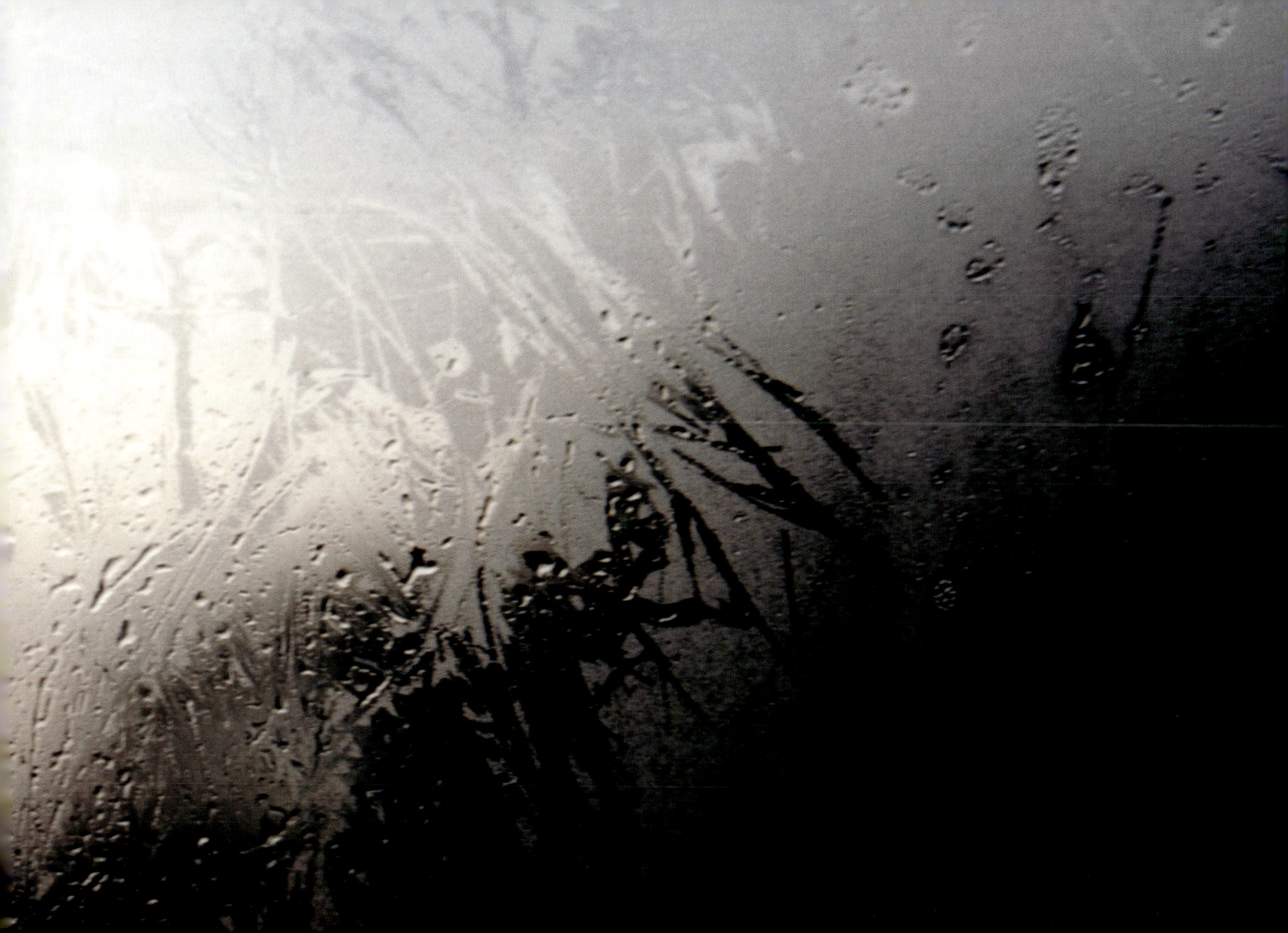

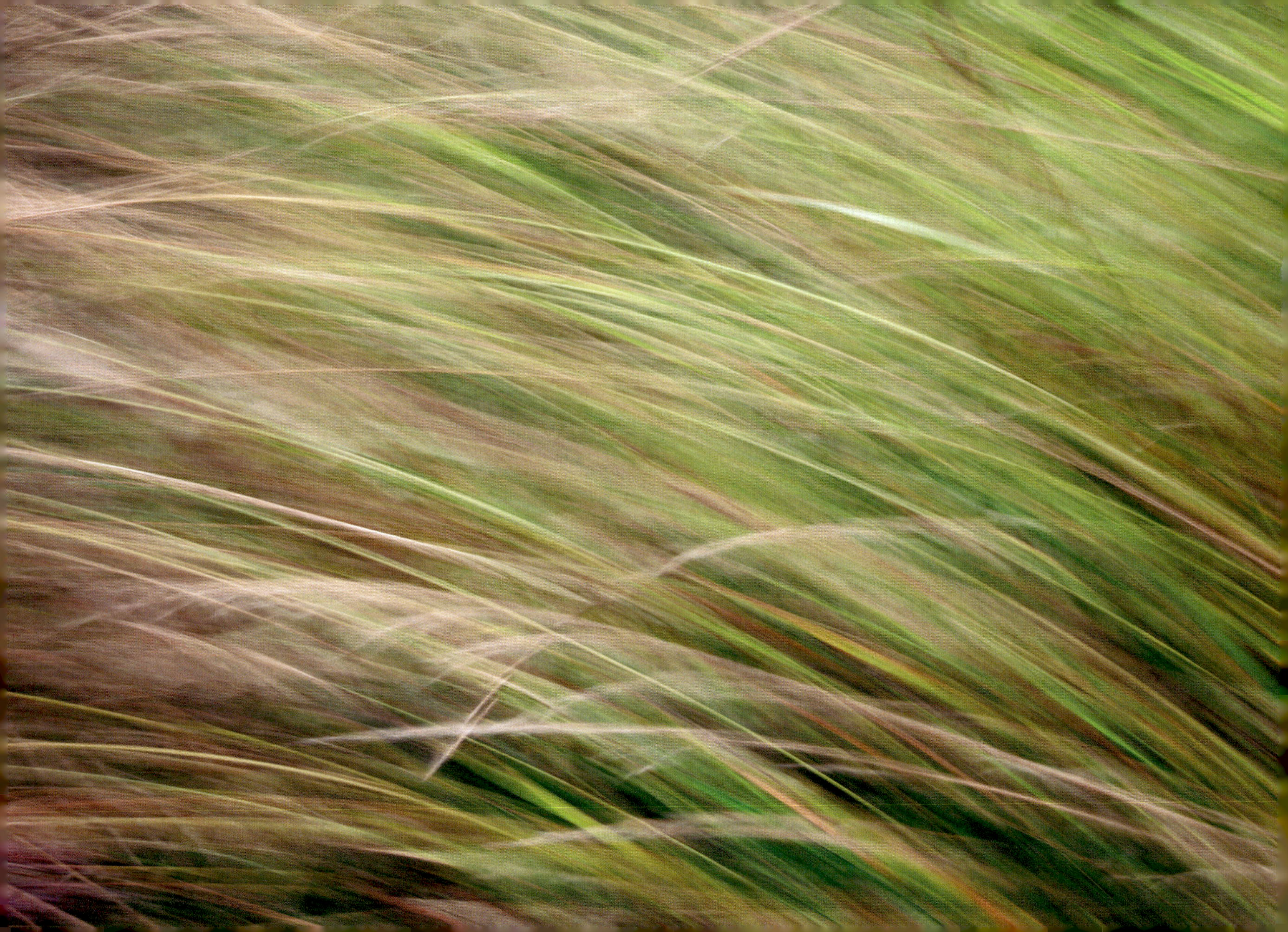

**Er ist immer bei uns,
begleitet und trägt, durchströmt und belebt uns.
Er ist die Heiligkeit des Lebens selbst.**

Atem ist Leben, Atem ist Geist. Nicht nur im Yoga fließt beides zusammen. In der aramäischen Muttersprache Jesu heißt Atem *Ruha*, ein Wort, das zugleich Geist bedeutet. *Ruha d'Kudsha*, der Heilige Geist, meint daher genauso den *Heiligen Atem*. Unser Wort *Lebensgeist* spiegelt ebenfalls die Idee der Einheit von Atem, Geist und Leben wider.

Wenn Yogis *Pranayama* praktizieren, die Atemübungen vor der Meditation, dann geht es ihnen nicht so sehr darum, dem Körper frische Luft zuzuführen, sondern um das Einfangen und Lenken der Lebensenergie *Prana*. Atemarbeit im Yoga ist also Energiearbeit und damit Arbeit am Geist, denn der Energiekörper bildet die Brücke zwischen physischem Körper und Geist. Kommt der Atem unter Kontrolle – das heißt: zu Bewusstheit, Gleichmäßigkeit, Feinheit und Tiefe –, dann folgt ihm der Geist und wird stiller. So ist der Atem ein Tor zur Meditation, zu Achtsamkeit und Selbsterforschung, sei es im Zen, im Taoismus, im Yoga oder in anderen Traditionen. Die alten Essener, die von den Griechen *Therapeutae* oder Heiler genannt wurden, sagen uns: »Im Moment zwischen Ein- und Ausatmung liegt das Geheimnis des unendlichen Gartens verborgen.« Der Atem ist unser Verbündeter auf dem Weg zum inneren Licht.

Ruht unsere Aufmerksamkeit auf dem Atem, dann sind wir bei uns, in uns, der Geist ist nicht hinausgeschleudert und verstrickt in die Welt. Atem ist Leben, Geist und Mitte. Das Schöne daran: Er ist immer bei uns, begleitet und trägt, durchströmt und belebt uns. Er ist die Heiligkeit des Lebens selbst. Wenn wir jeden Tag achtsam atmen, und seien es nur ein paar Minuten, dann schaffen wir Raum für diese Heiligkeit. Und irgendwann finden wir das große Geheimnis in jener Stille, die zwischen Ein- und Ausatmung verborgen liegt.

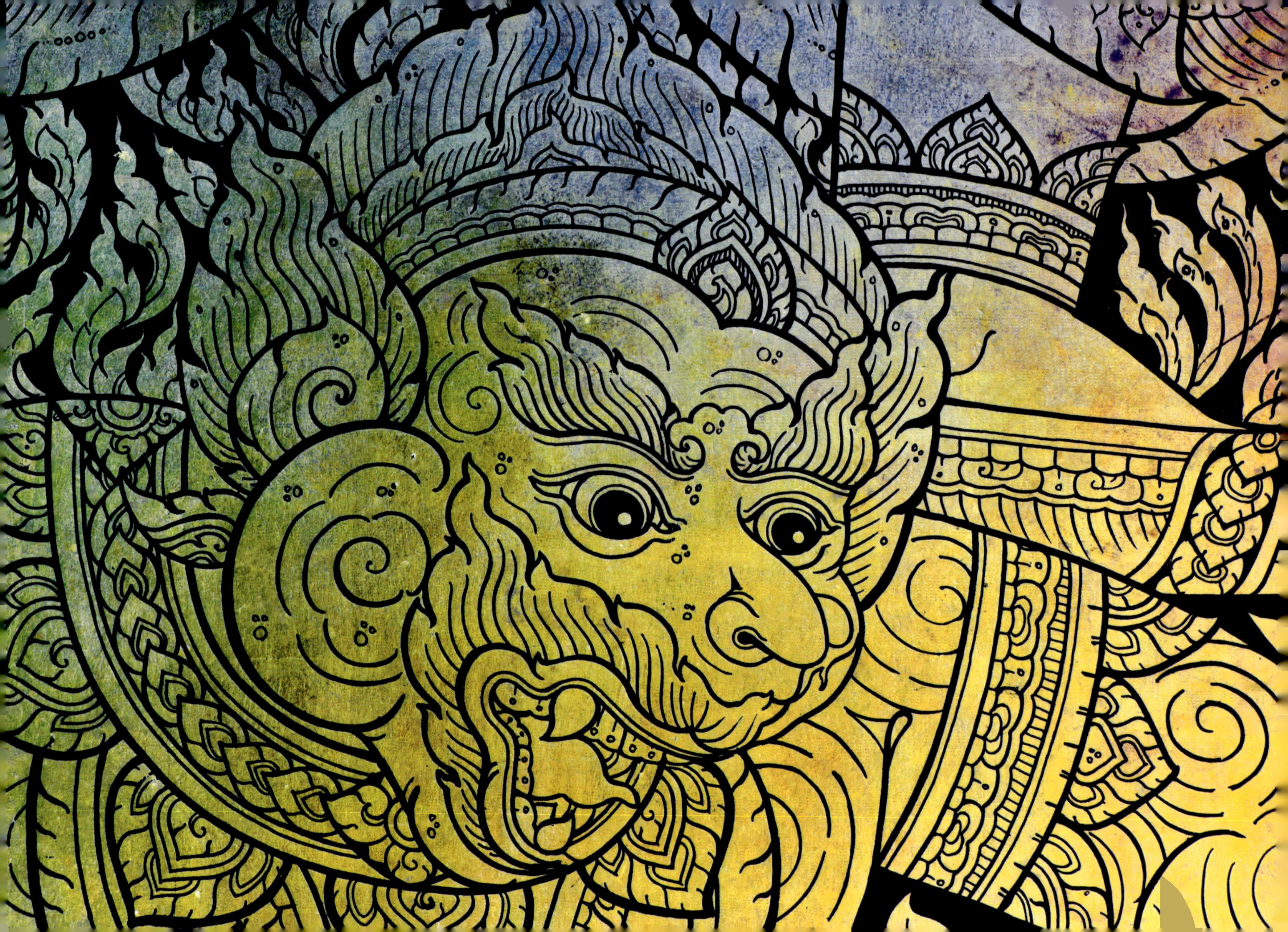

Denke ich an den Atem, dann denke ich an Hanuman. Er ist der Sohn des Windgottes und kann jede Gestalt annehmen. Er ist sehr loyal und hat übermenschliche Kräfte. Dennoch weiß er seine enormen Fähigkeiten nicht immer richtig einzusetzen, denn er gilt als ein wenig tollpatschig.

Geht es uns mit unserem Atem nicht ähnlich? Der Atem ist unsere Lebenskraft und außerdem ein sehr mächtiges Instrument – ohne ihn könnten wir nicht existieren. Doch die meiste Zeit unseres Lebens halten wir den Atem für selbstverständlich und setzen ihn nicht bewusst ein. Die Buddhisten sprechen davon, dass wir einen »monkey mind« haben – einen Geist, der sich so leicht ablenken lässt, dass er umherspringt wie ein Affe. Doch wir können unseren Geist zähmen, indem wir ganz bewusst atmen. Diese Magie, dass man mit Hilfe seines Atems den Geist lenken kann, fasziniert mich immer wieder.

Wenn wir bewusst tief ein- und ausatmen, gelangen wir unmittelbar in einen Zustand größerer Ruhe. Ich selbst übe den Atem nicht nur auf der Yogamatte, sondern zum Beispiel auch beim Drehen vor jeder Filmszene. So erreiche ich meistens den Zustand der Ruhe, aber auch der Wachheit und Konzentration.

HANUMAN

GIB DICH DEM FLUSS
ER TRÄGT DICH IN DAS

DES ATEMS HIN.
MEER DES GLÜCKS.

Hans-Christoph Neuert

MEDIT

ATION

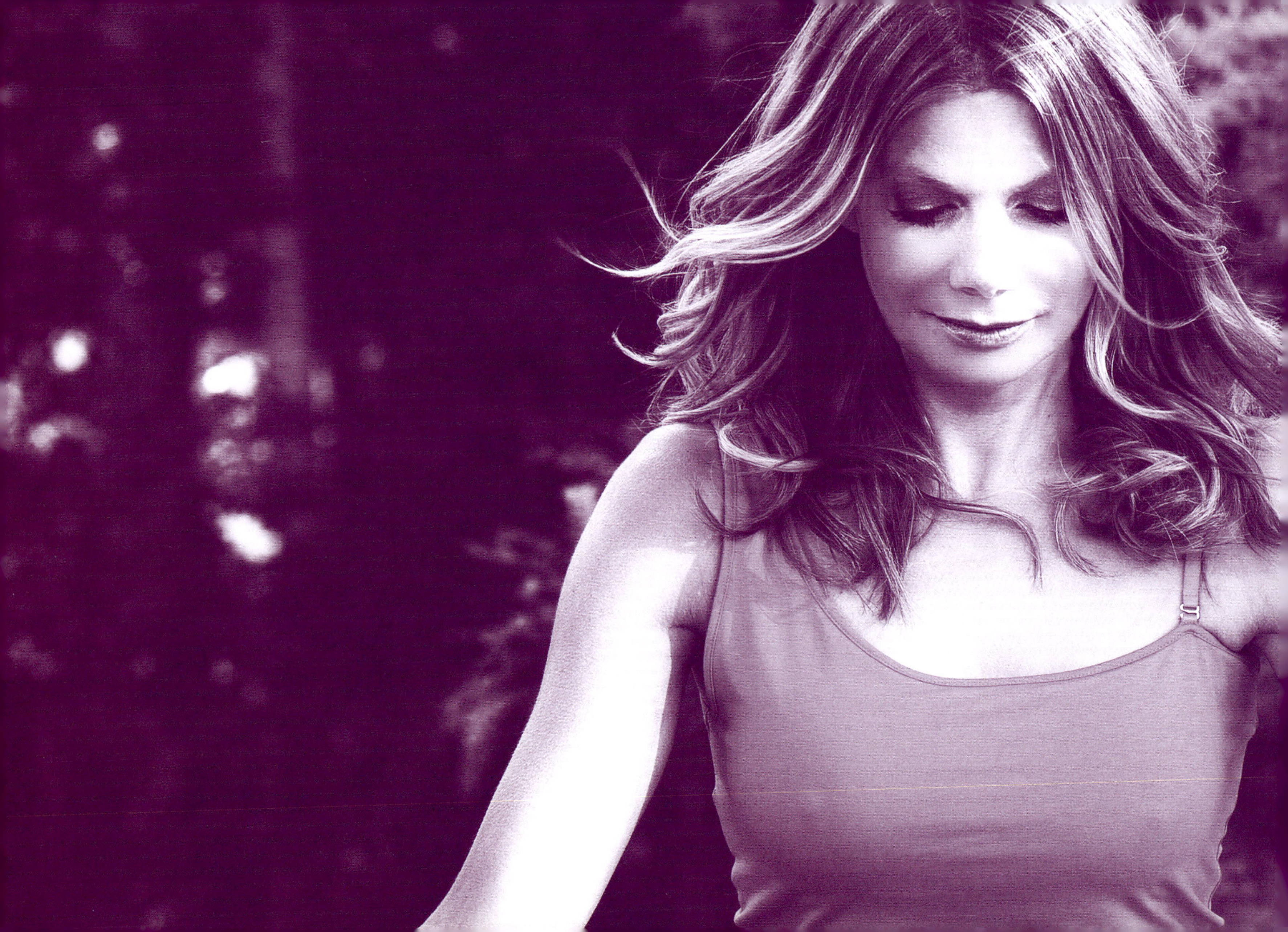

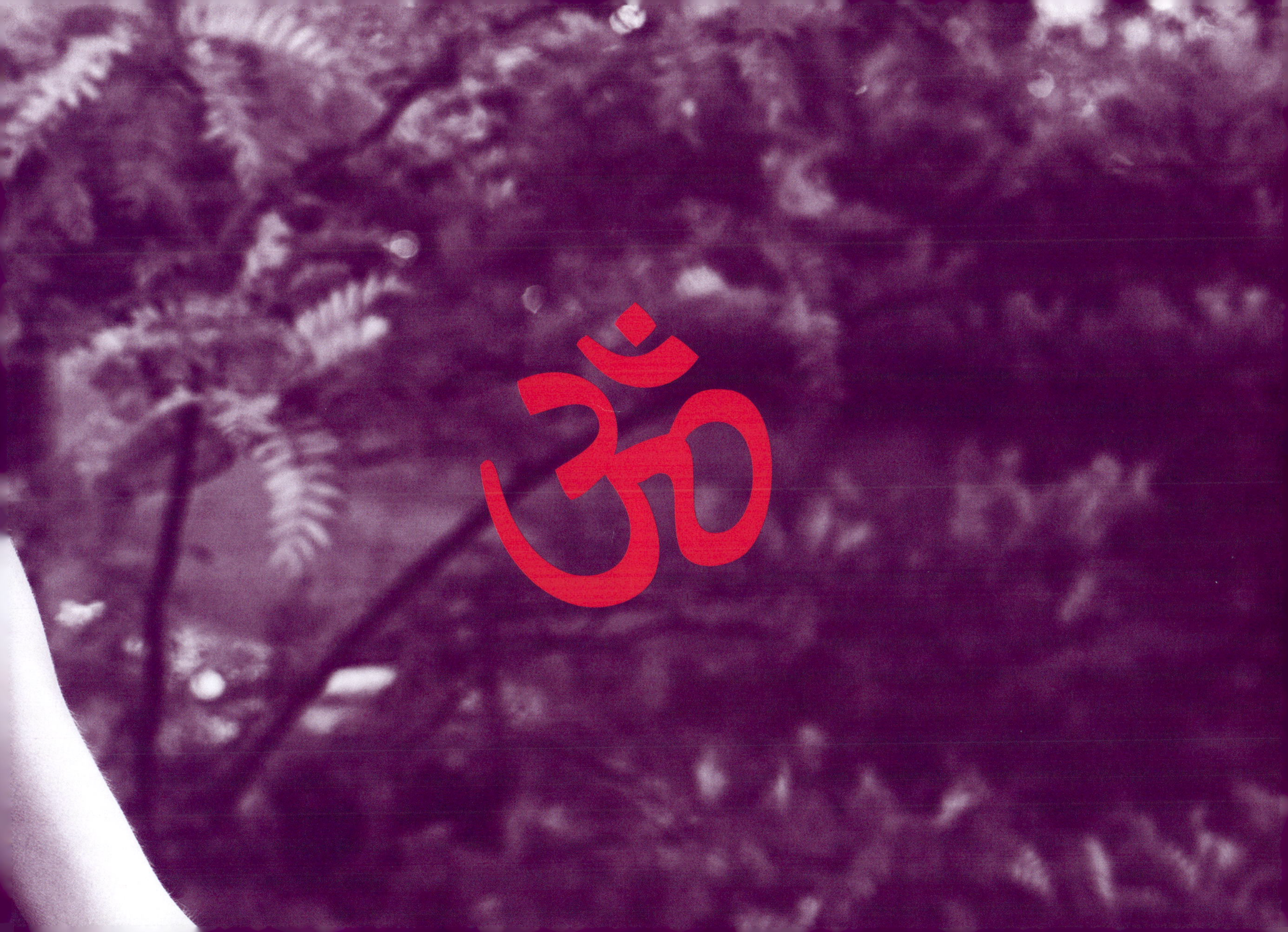

SOBALD DER GEIST AUF
EIN ZIEL GERICHTET IST,
KOMMT IHM VIELES ENTGEGEN.

Johann Wolfgang von Goethe

Meditation ist im Grunde etwas sehr Einfaches: Wir üben, unsere Aufmerksamkeit auf einen Gegenstand zu richten und sie dort zu halten. Es bleibt dabei ganz uns überlassen, welches Objekt wir wählen: den Atem, einen Klang, ein Bild, ein Gebet, ein Mantra – was immer uns anzieht. Das Prinzip ist also einfach, allein der Geist will nicht immer so wie wir: Er schweift dauernd ab und will andere Objekte greifen. Buddha verglich ihn einmal mit einem zappelnden Fisch, auch er hatte mit ihm zu kämpfen. Daran ist also nichts Verwerfliches. Wir holen den Geist einfach sanft wieder zurück zum Objekt der Meditation.

Meditation ist eine Übung in Achtsamkeit, die man eigentlich überall und bei jeder Gelegenheit machen kann: Man versucht, klar im Moment zu sein, ausgerichtet auf das, was ansteht. Im Zen sagt man: »Wenn ich gehe, dann gehe ich. Wenn ich sitze, dann sitze ich. Und wenn ich esse, dann esse ich.« Alles kann zur Meditation werden. Patanjali macht im ersten Kapitel des *Yogasutra* konkrete Vorschläge, zum Beispiel den Klang OM, die Atembeobachtung, die Konzentration auf unsere Sinneswahrnehmungen und anderes mehr. »Ebenso«, sagt Patanjali, »kann jede andere Meditationsform den Geist zur Stille führen.«

Es gibt da dieses schöne Bild vom tropfenden Öl, das den Unterschied zwischen Konzentration und Meditation zeigt: *Konzentration* bedeutet, dass unsere Aufmerksamkeit wie tropfendes Öl auf ein Objekt fällt: Ein Tropfen, dann schweifen wir ab, dann folgt ein neuer Tropfen Aufmerksamkeit. Wenn aus dem Tropfen ein Fließen wird, dann wird aus Konzentration *Meditation*. Der Geist ruht ununterbrochen auf der einen Sache, und das Fließen der Aufmerksamkeit verbindet beide. Diese Verbindung kann so intensiv werden, dass es zur Gipfelerfahrung des *Samadhi* oder *Samapatti* kommt, in welcher der Geist, das Objekt, auf dem er ruht, und der Prozess, der beide verbindet, eins werden: Der Geist des Meditierenden wird gewissermaßen das, worauf er meditiert, weil er klar ist wie ein Kristall. Er versteht das Sein des Meditationsobjektes aus sich selbst heraus und erkennt seine unvermittelte *Soheit*: Kein Name, keine Form, keine Eigenschaften, kein Urteil. Nur reines Sein. Einssein. Hier enden alle Worte.

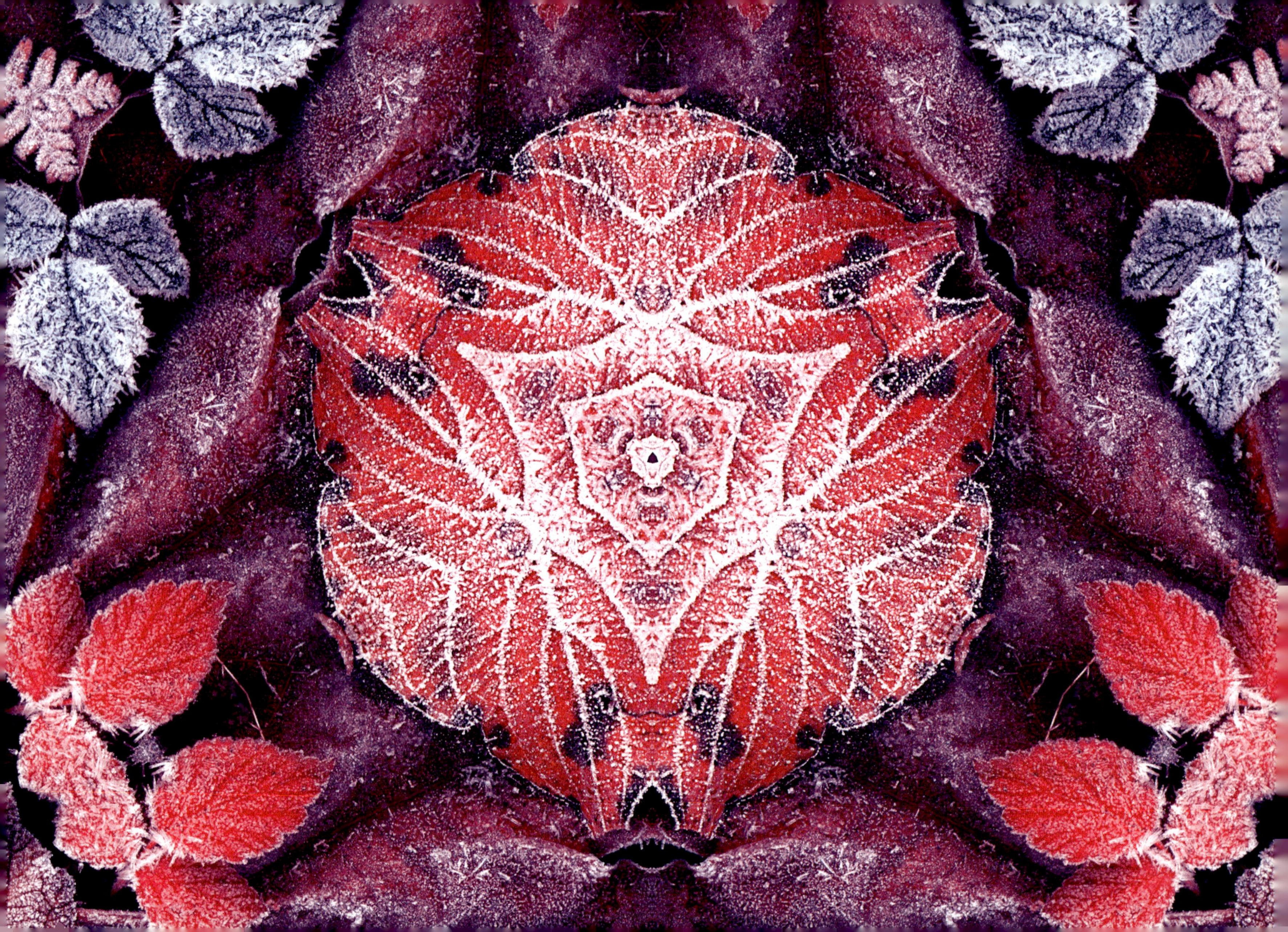

MEDITATIONS-ÜBUNG

Nicht jeder kann oder will sich täglich eine halbe Stunde oder länger der Meditationspraxis widmen. Doch das ist auch nicht unbedingt nötig, denn Meditation kann auch anders praktiziert werden. Anstatt einer längeren Übung können wir jeden Tag mehrere kurze machen, eine wie diese hier nach dem Meditationslehrer John Selby, zum Beispiel. Sie dauert nur ein oder zwei Minuten.

Setze dich bequem hin und schließe die Augen. Nun sage dir im Stillen langsam die folgenden Sätze – es sind Anweisungen an dich selbst – und gehe dabei in die Wahrnehmung dessen, was du sagst. Nimm dir für jeden Satz ein paar Atemzüge Zeit und spüre in dich hinein:

- Ich nehme die Luftströmung in meinen Nasenöffnungen wahr.
- Ich fühle die Bewegung von Brust und Bauch, während ich atme.
- Ich bin mir in diesem Moment meines ganzen Körpers bewusst.

Und während du dir deines Atems und Körpers weiter bewusst bleibst, beendest du diese Meditation mit einer positiven Affirmation:

- Ich liebe und ich ehre mich – genau so, wie ich jetzt bin.

Wenn du noch Zeit und Lust hast, bleibe ein wenig sitzen und verweile mit deiner Achtsamkeit bei deinem Atem und deinem Körpergefühl. Genieße diesen Moment der Stille, des Gewahrseins und der Selbstwertschätzung – diese wertvolle, heilige Minute.

ALLES IST SCHWER

BEVOR ES LEICHT IST.

Thomas Fuller

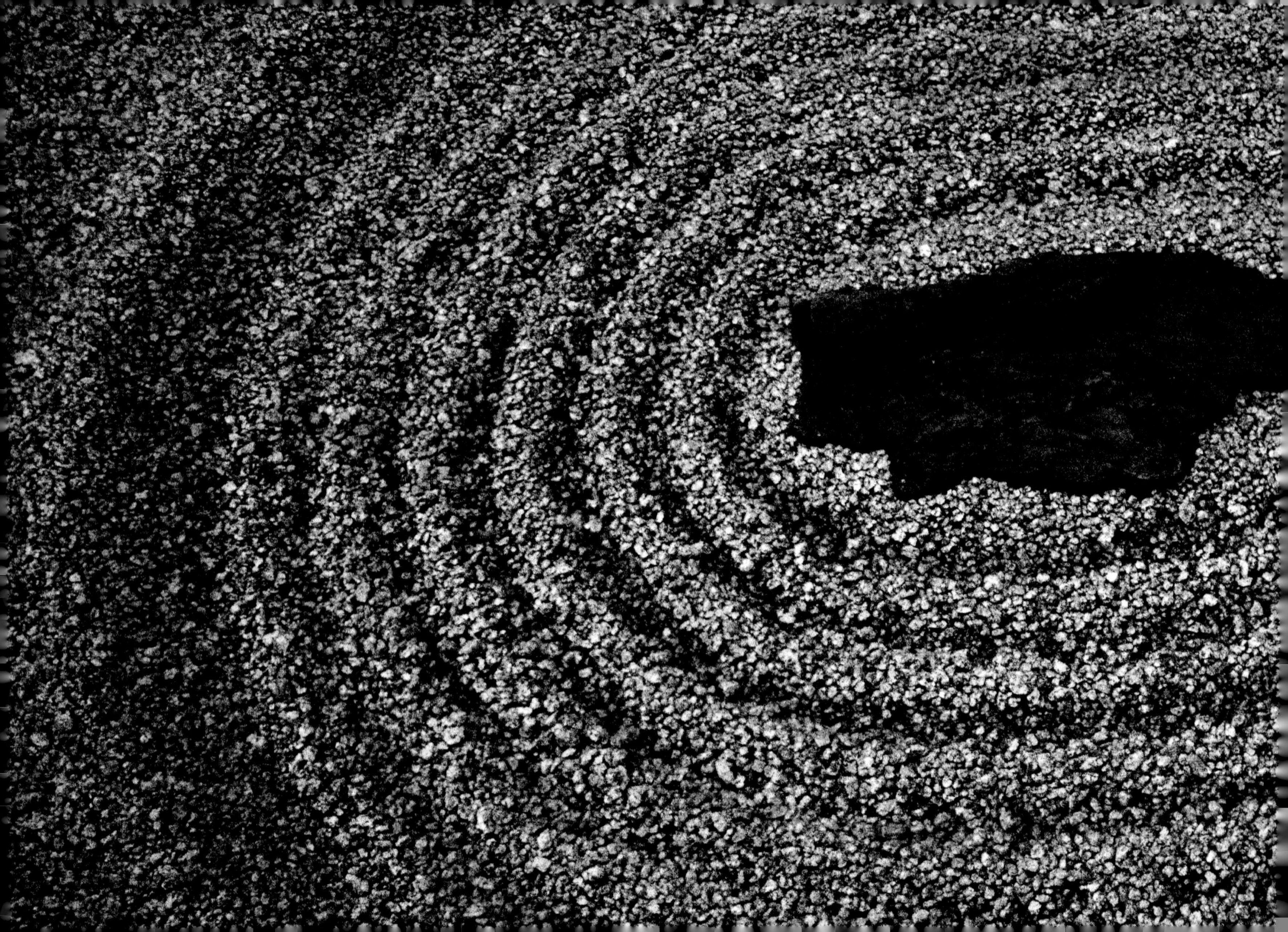

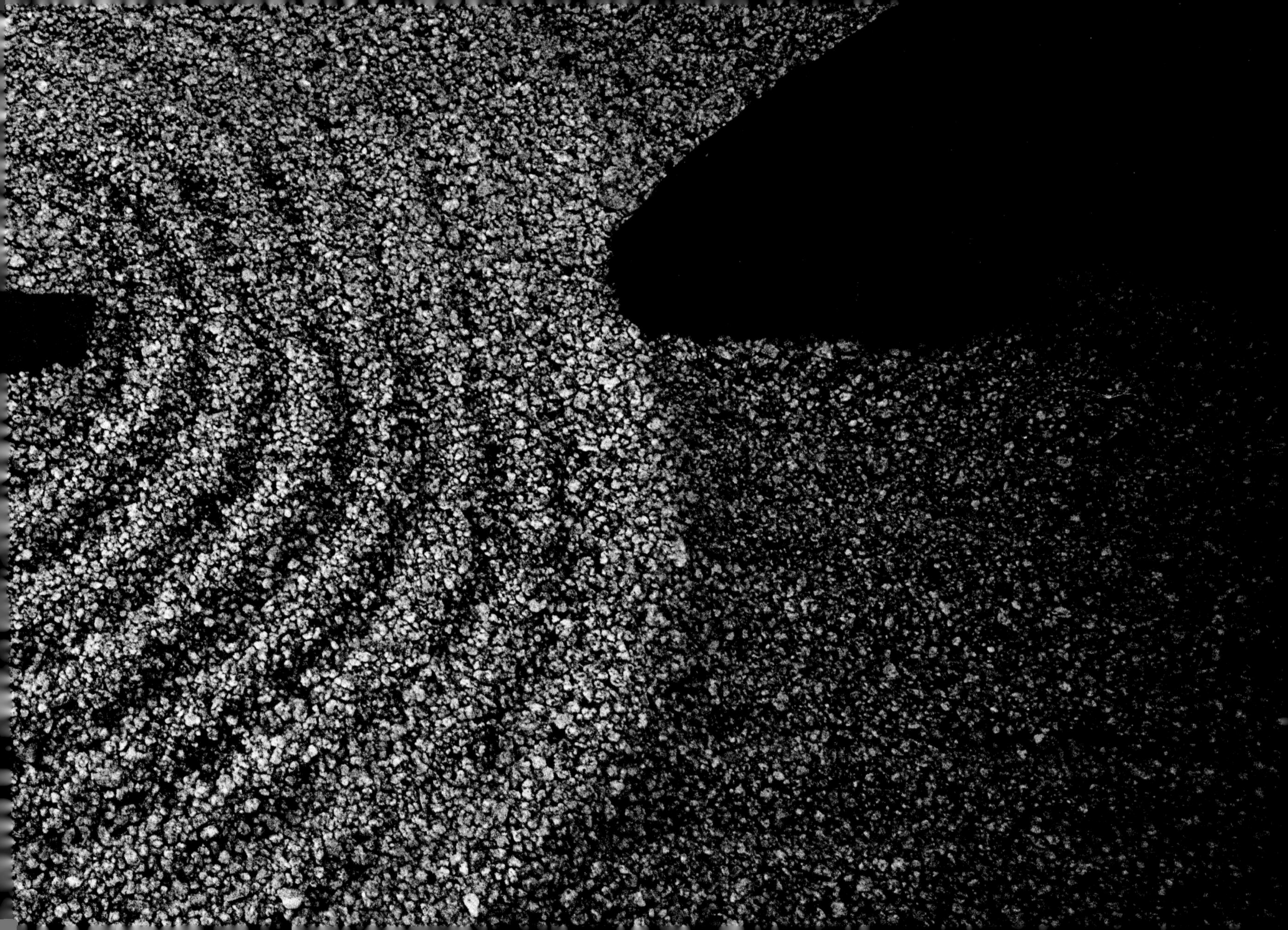

YOGA SUTRA

Das *Yogasutra* wurde irgendwann zwischen 400 vor und 400 nach Christus verfasst. Über den Autor Patanjali ist nicht viel bekannt. Und was man über ihn sagt, dient eher der Legendenbildung, als dass es etwas mit der historischen Wahrheit zu tun hätte.

Das *Yogasutra* bringt den Stand der Yoga-Wissenschaft als *Weg der Meditation* – den Königsweg – in 196 knapp formulierten Versen auf den Punkt. Es gilt neben der *Bhagavad Gita* als die wichtigste Schrift des Yoga. Patanjali hat den Weg des Yoga nicht erfunden, sondern knüpft mit seinem Text bewusst an eine schon lange bestehende Tradition an, deren wichtigste Aspekte er zusammenführt. Er schöpft dabei intensiv aus der Sankhya-Philosophie, die auf Kapila zurückgeht – der lebte um 600 vor Christus. Wenn man so will: Das *Yogasutra* ist »angewandtes Sankhya«, dem es um die Erkenntnis unserer spirituellen Essenz geht. Patanjali nennt diese den Seher: das reine, ungebundene und unsterbliche Bewusstsein.

Das *Yogasutra* umfasst vier Kapitel: Das erste heißt *Samadhi Pada*, das Kapitel über die meditative Gipfelerfahrung.

Dort wird der Begriff Yoga als ultimativer Bewusstseinszustand des spirituellen Weges definiert. Patanjali macht hier eine ganze Reihe von praktischen Vorschlägen zur Meditation.

Die Praxis wird im zweiten Kapitel, *Sadhana Pada*, weiter ausgeführt. Dort werden auch die ersten fünf der so genannten »acht Glieder des Yoga« entfaltet – *Ashtanga Yoga*. Oft wird das *Yogasutra* geradezu gleichgesetzt mit diesen acht Gliedern, doch man tut dem Werk damit unrecht, denn es würde in seiner Ganzheit und Qualität nicht geschmälert, wenn die acht Glieder gar nicht erwähnt würden! Das *Yogasutra* hat so viel mehr zu bieten als nur diesen Aspekt.

Das dritte Kapitel, *Vibhuti Pada*, widmet sich den ungewöhnlichen Bewusstseinserfahrungen, die sich auf dem inneren Weg einstellen können. Es lädt uns zu tiefer Kontemplation und kreativer Deutung ein und breitet ein spannendes Panorama des erweiterten Bewusstseins aus.

Mit *Kaivalya Pada*, dem Kapitel über die Befreiung, schließt das *Yogasutra* ab. Im Wesentlichen fasst es die wichtigsten Themen, die in den ersten drei Kapiteln behandelt wurden, noch einmal zusammen, führt aber auch neue Ideen ein, die geradezu hochmodern sind, wie zum Beispiel das erkenntnistheoretische Grundproblem von subjektiver Wahrnehmung und objektiver Existenz: Existiert das, was wir sehen, tatsächlich?

Das *Yogasutra* ist ein Text, der uns ein Leben lang begleiten kann und über den man immer wieder nachdenken und meditieren muss, um allmählich in den faszinierenden Prozess tieferen Verstehens einzutauchen. Es ist eine Reise, die nie endet.

Das *Yogasutra* umfasst vier Kapitel. Sie handeln von der Meditation, von der Praxis, von ungewöhnlichen Bewusstseinserfahrungen und schließlich von der Befreiung.

BHAGAVAD GITA

Bhagavad Gita heißt „Gottes Lied". Diese wohl bedeutendste Schrift Indiens gehört zu den meistübersetzten Werken der Welt. Ihre 700 Strophen sind Teil des *Mahabharata*, eines Epos mit 100 000 Versen – angeblich das längste der Menschheit.

Die *Gita*, wie sie auch genannt wird, ist ein spirituelles Lehrgespräch, in welchem Krishna, Mensch gewordener Gott, seinen Schüler Arjuna die Weisheit des Yoga lehrt. Das Gespräch findet statt am Vorabend eines furchtbaren Krieges. Arjuna und seine Brüder, die eigentlich das Land regieren sollten, wurden mitsamt ihren Familien über viele Jahre von den Schergen ihres machtgierigen Cousins Duryodhana drangsaliert. Sie wurden um ihre Besitztümer gebracht, lebten in Verbannung, ertrugen Demütigungen, Lug und Betrug und überstanden sogar Mordanschläge. Die Situation eskaliert schließlich so weit, dass eine gewaltsame Auseinandersetzung unvermeidlich wird.

Arjuna, der tapfere Bogenschütze, leidet schrecklich unter der Vorstellung, gegen seine Verwandten in den Krieg ziehen zu müssen. Er ist vollkommen verzweifelt und will aufgeben. Die *Gita* beginnt also mit dem klassischen Bild des spirituellen Suchers: *der Mensch in der Krise*. Dann entfaltet Krishna die Essenz des Yoga: Er spricht zu Arjuna über das Annehmen und Loslassen und über selbstloses Tun. Über die Bedeutung von Leben und Tod und über das Werden und Vergehen der Schöpfung. Er lehrt Arjuna zu meditieren und den Geist auf ein höchstes Ziel auszurichten. Und er gibt ihm eine Gotterfahrung: einen Blick auf das Unfassbare, Unsagbare, Unvorstellbare.

Die *Gita* will belehren, aufklären, erheben und ermutigen. Es ist eine Schrift, die auf vielen Ebenen zu den Menschen spricht und ihnen Hilfe geben will, wie im Angesicht schwieriger Herausforderungen ein gutes Leben gelingen kann. Vor allem aber ist sie dies: ein spirituell-psychologisches Lehrstück über den Menschen und seinen Geist, dem trotz aller Irrungen und Wirrungen die Möglichkeit innewohnt, zu vollster Klarheit zu gelangen, einer Klarheit, die ihn öffnet für die Gegenwart Gottes.

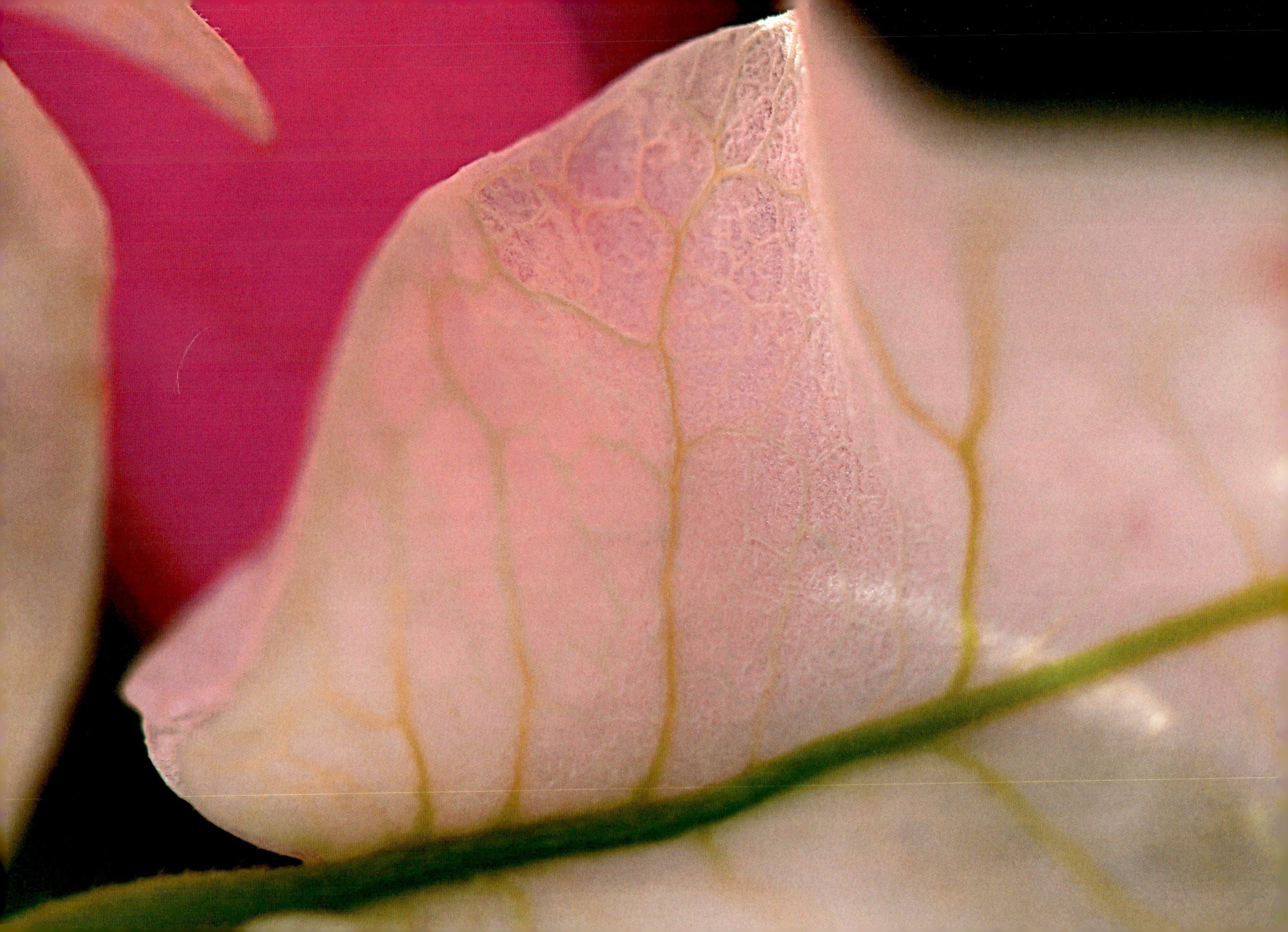

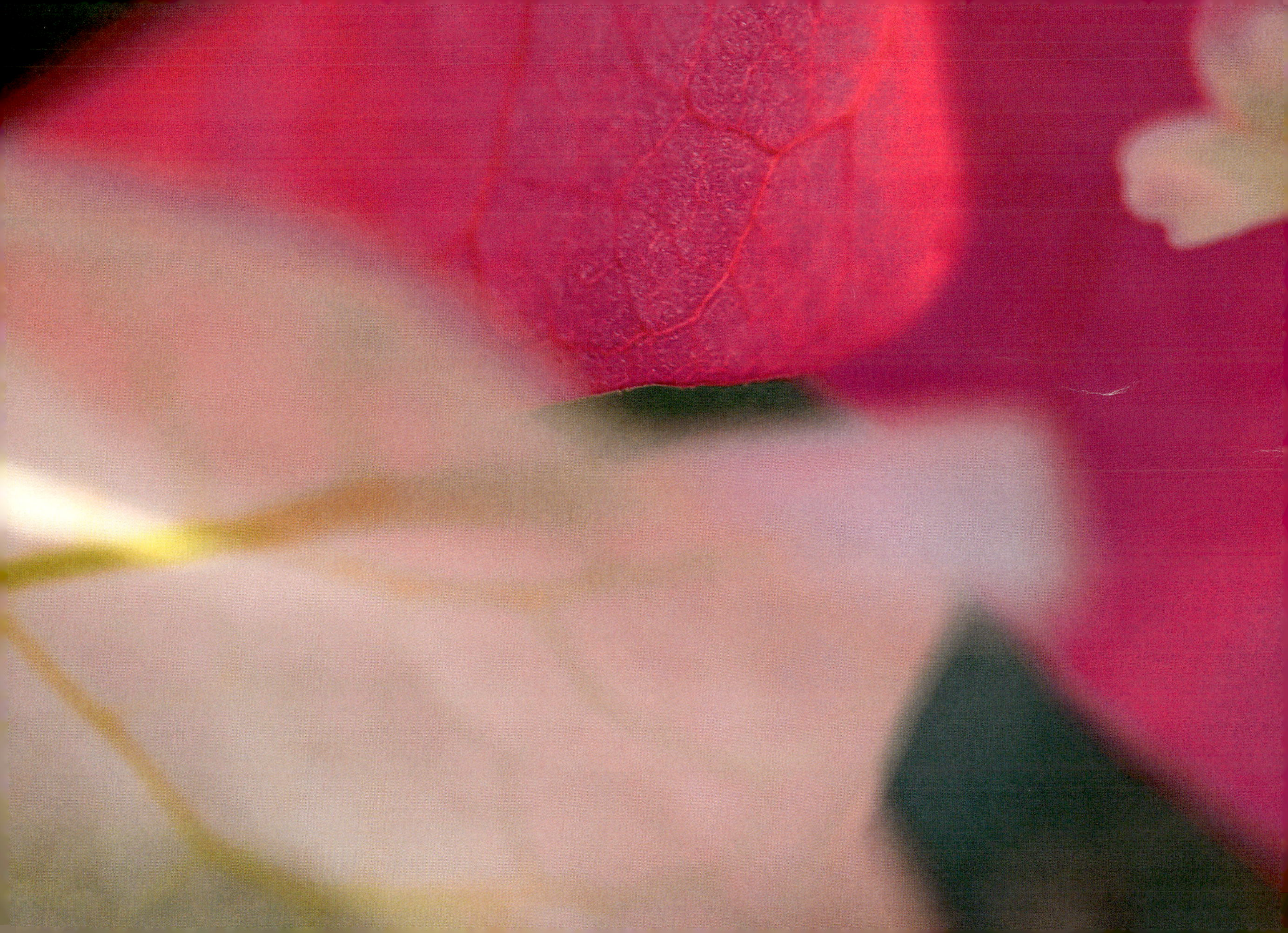

DAS EINZIGE, AUF DAS MAN

KANN, IST DIE

SICH IM LEBEN VERLASSEN
VERÄNDERUNG. Pushpa

NAM

ASTÉ

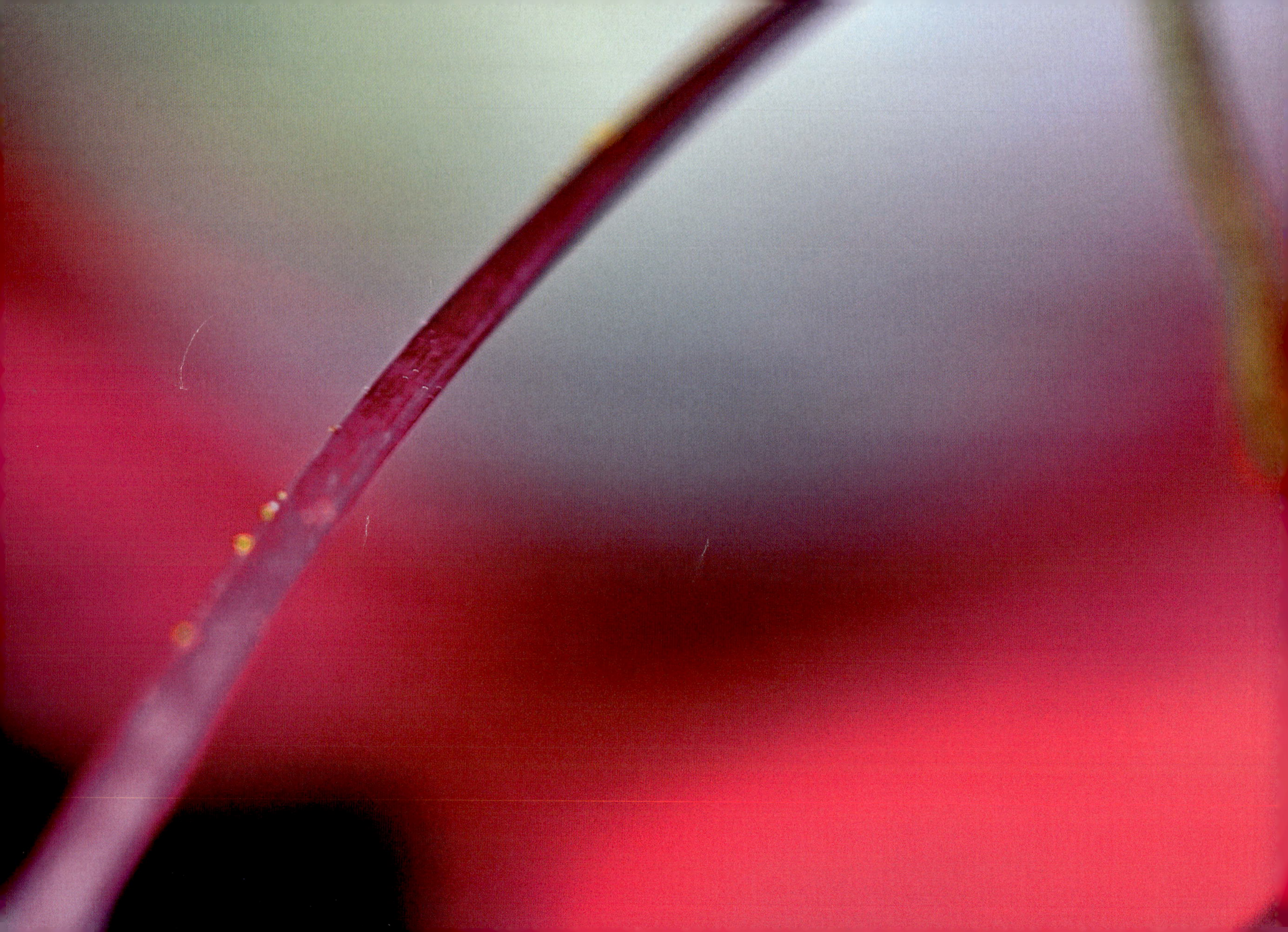

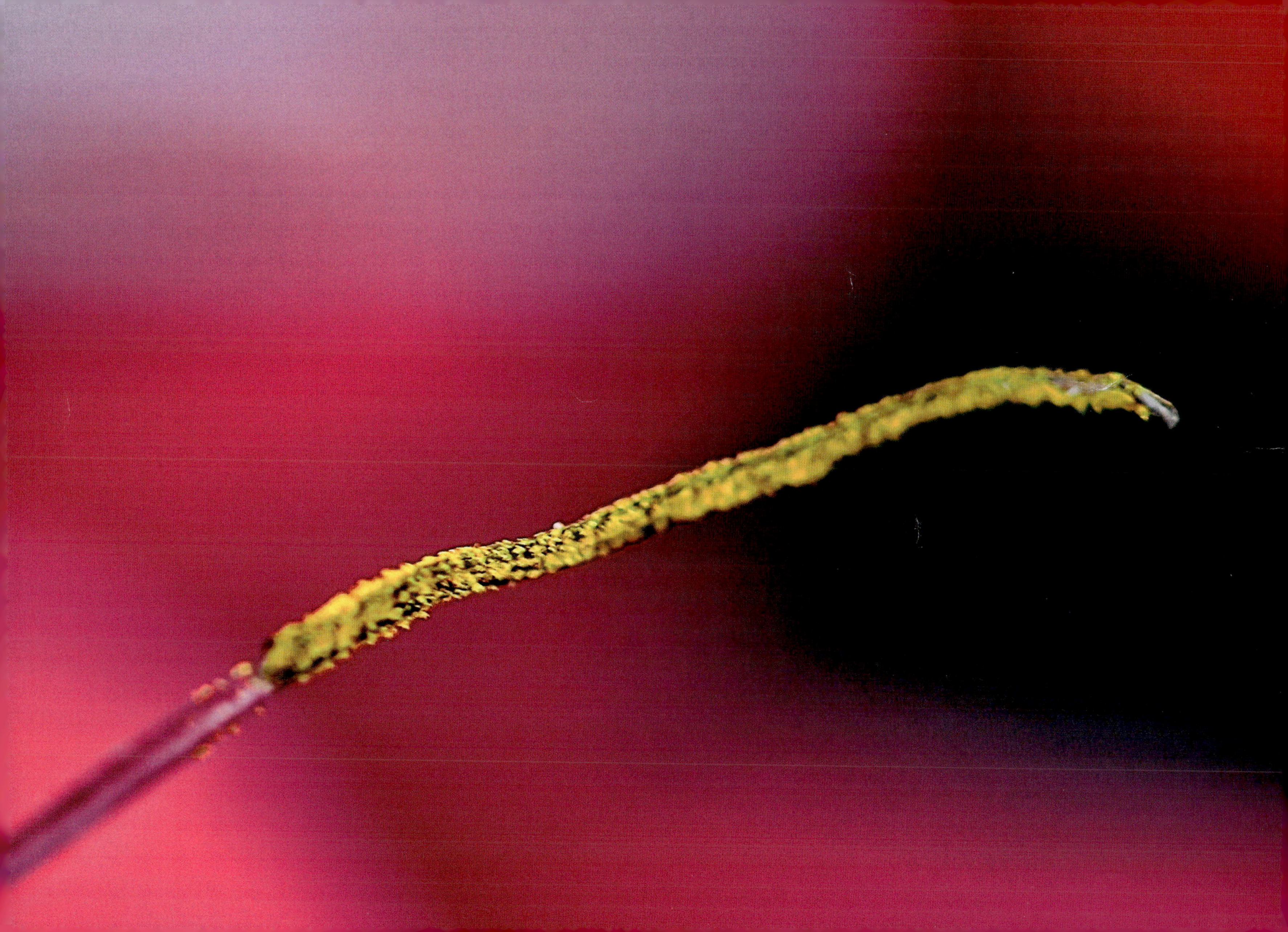

URSULA KARVENS YOGATHERAPIE FÜR DEN RÜCKEN

DAS GANZHEITLICHE PROGRAMM ZUM LOSLASSEN-LERNEN

- Entspannung auf körperlicher und mentaler Ebene lernen
- Rücken- und Bauchmuskulatur stärken
- Sanfte Ganzkörperkräftigung
- Entwickelt von Ursula Karven gemeinsam mit Ärzten und Physiotherapeuten

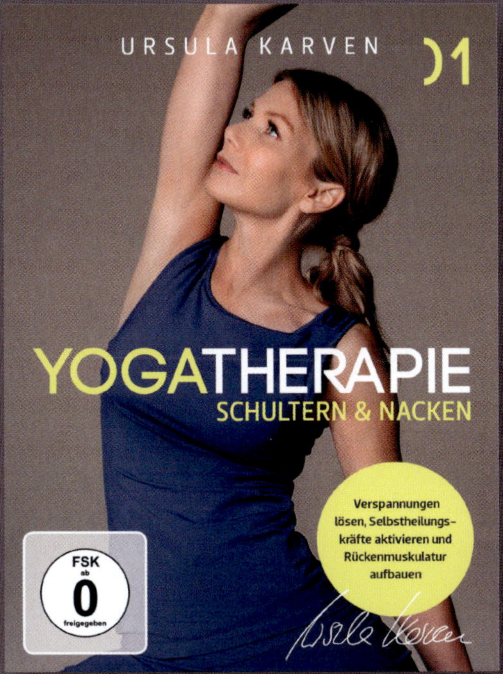
URSULA KARVEN
01
YOGATHERAPIE
SCHULTERN & NACKEN
Verspannungen lösen, Selbstheilungs-kräfte aktivieren und Rückenmuskulatur aufbauen
FSK ab 0 freigegeben

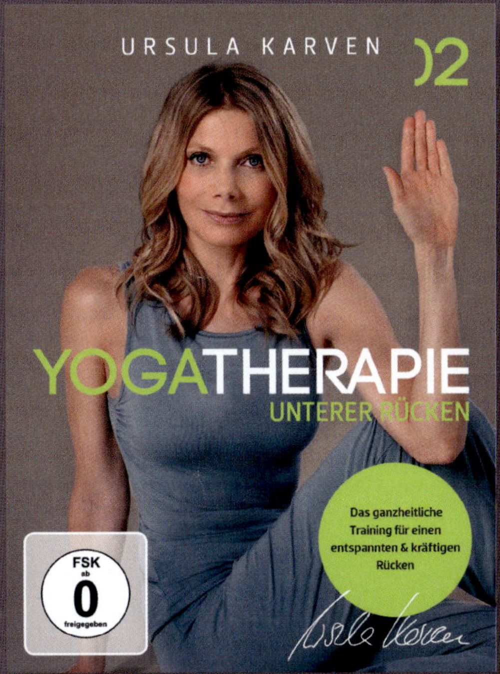
URSULA KARVEN
02
YOGATHERAPIE
UNTERER RÜCKEN
Das ganzheitliche Training für einen entspannten & kräftigen Rücken
FSK ab 0 freigegeben

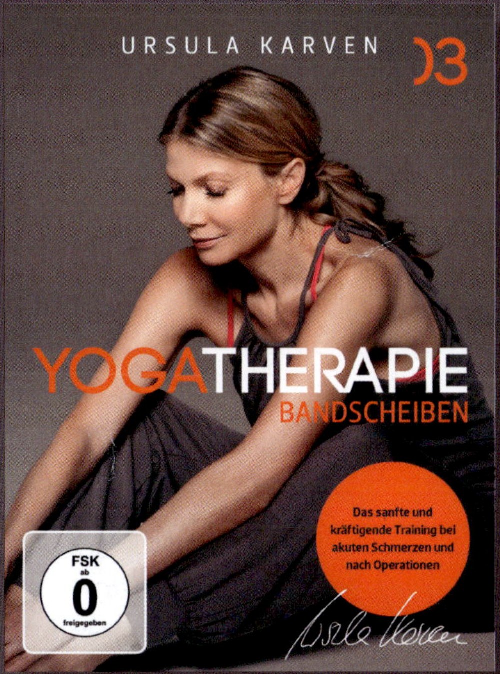
URSULA KARVEN
03
YOGATHERAPIE
BANDSCHEIBEN
Das sanfte und kräftigende Training bei akuten Schmerzen und nach Operationen
FSK ab 0 freigegeben

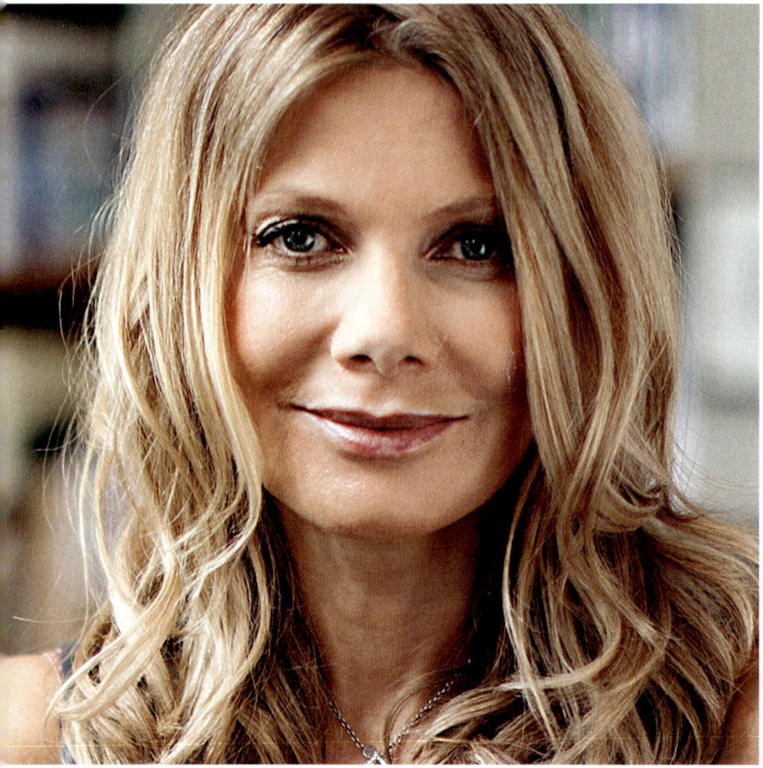

URSULA KARVEN

Ursula Karven ist dreifache Mutter, Schauspielerin, Unternehmerin und Yoga-Botschafterin. Es ist ihr Anliegen, die tiefe Weisheit des Yoga und das große Thema »Loslassen«, das sie seit langer Zeit beschäftigt, möglichst vielen Menschen nahezubringen.

DR. RALPH SKUBAN

Dr. Ralph Skuban ist Politikwissenschaftler und Buchautor. Er leitet seit mehr als zwei Jahrzehnten eine Einrichtung für Demenzkranke in Bayern. Schon seit vielen Jahren beschäftigt er sich mit der Philosophie und Mystik des Ostens. Sein Nachdenken und Forschen wird begleitet von einer intensiven eigenen Praxis. Er lebt in der Nähe von München.

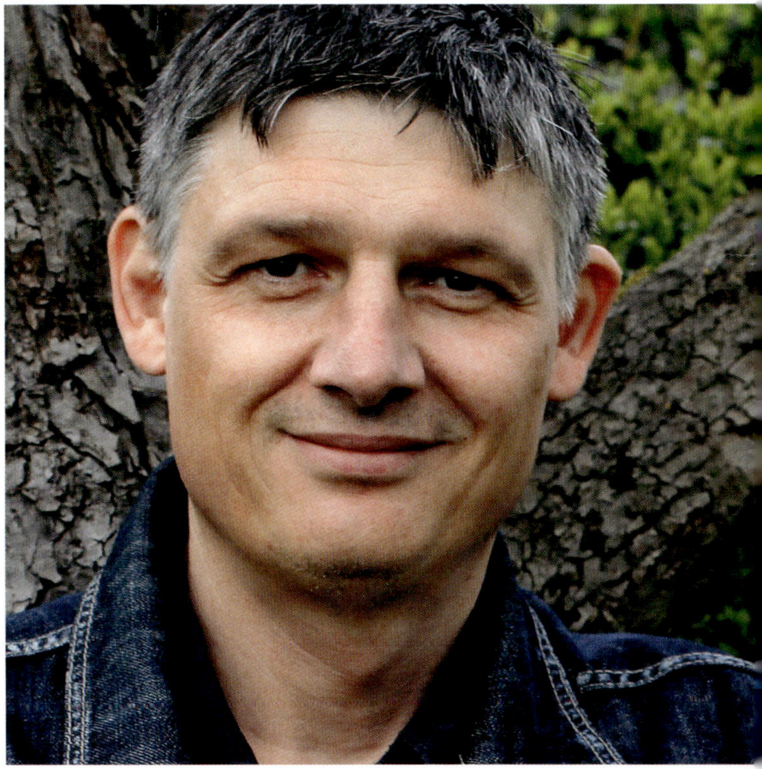

DANKE

Danke an meine Eltern und an meine Geschwister für die große Geduld mit mir. Danke an alle meine geliebten Weggefährten, Freundinnen und Kollegen, die mich beim Loslassen wieder und immer wieder unterstützen. Danke an meinen liebevollen besten Freund James Veres und meine über alles geliebten Kinder Christopher, Daniel & Liam. Danke an Marthe Kölln, ohne die das Buch nicht möglich gewesen wäre, und an Nicole Gruber für ihre wunderschönen Fotos. Danke an Ralph Skuban für die große Offenheit. Danke an Andrea Walter, an meinen Verlag Arkana und Ulrich Ehrlenspiel für das große Vertrauen.

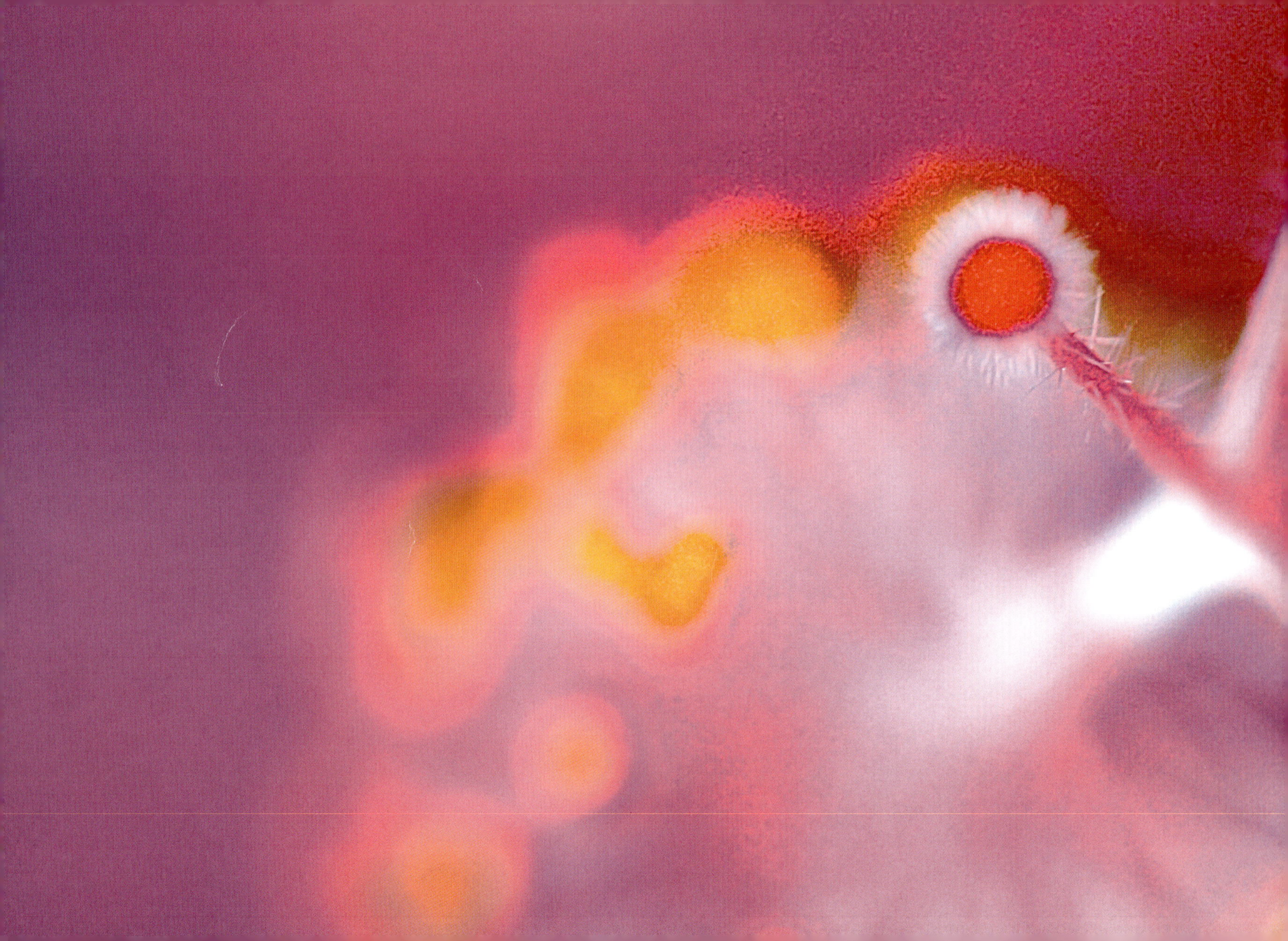

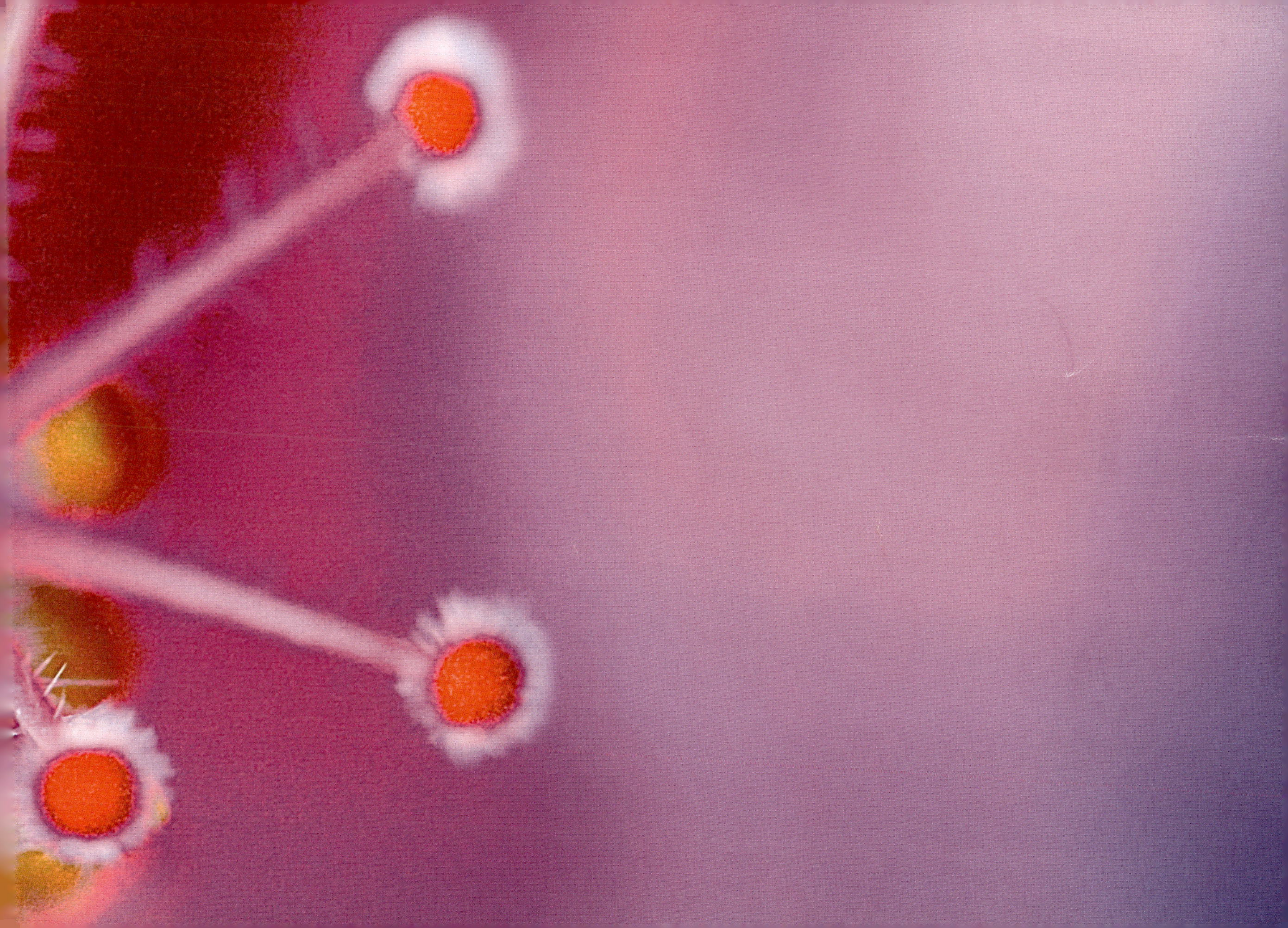

BILDNACHWEIS

CORBIS:
24 *(Frederic Soltan)* | 108 *(Brooklyn Museum)* 164 *(Olaf Krüger/imagebroker)* | 188 *(Godong/ Robert Harding World Imagery)*

FOTOLIA.COM:
176 *(mkb)* | 200 *(boonsom)*

FULL OF GRACE:
208/209, 232 *(Marcus Layton)*

GETTY IMAGES:
4/5 *(PIER)* | 10/11 *(Fergus McNeill)* | 14 *(Steven Greaves)* | 18/19 *(Martin Harvey)* | 22 *(Jean-Pierre Pieuchot)* | 32 *(Xavier Arnau)* | 36 *(Paul Kennedy)* | 38/39 *(traveler1116)* | 42/43 *(karthik photography)* | 46 *(Ross M. Horowitz)* | 48 *(Julio López Saguar)* | 56/57 *(Yago Veith)* | 60 *(Huw Jones)* | 64/65 *(Stefan Mokrzecki)* | 72/73 *(4X-image)* | 78/79 *(Zeb Andrews)* | 84 *(Kimberley Coole)* | 88/89 *(tjasam)* | 96 *(Greg Elms)* 100/101 *(Pete Turner)* | 106/107 *(Danita Delimont)* | 112 *(Kazuko Kimizuka)* | 116/117 *(meegan Zimmerman)* | 120/121 *(Peter Hong)* 124 *(Jonathan Knowles)* | 134/135 *(Edwin Erdmann)* | 142/143 *(Andy Rouse)* | 148/149 *(Henrik Sorensen)* | 154/155 *(Jdnyim)* | 162/163 *(Roderick Chen)* | 168/169 *(Matt Healy)* 172/173 *(kay)* | 178/179 *(Alan Kearney)* | 184/185 *(Petko Danov)* | 186 *(naphtalina)* | 198 *(Nacivet)* 212 *(Steve Satushek)* | 216/217 *(Ernst Haas)*

ISTOCKPHOTO.COM:
158/159 *(bizoo_n; Tashka)*

NICOLE GRUBER PHOTOGRAPHY:
28/29 | 52/53 | 92/93 | 128/129 | 192/193 222/223 | 228/229 | 236/237 *(ODE TO NATURE, www.about.me/nicolegruber, www.nicolegruber-photography.blogspot.com)*

PHOTOCASE.COM:
196/197 *(Stefan Kuhnigk)* | 204/205 *(han.lei)*

SHUTTERSTOCK.COM:
70 *(Malgorzata Kistryn)* | 138 *(Boris Stroujko)* 150 *(LittleStocker)*

TEXTNACHWEIS

Wir bedanken uns für die Abdruckgenehmigung der folgenden Zitate:

SOGYAL RINPOCHE: Für die deutsche Ausgabe © 2010 O.W. Barth Verlag, ein Unternehmen der Droemerschen Verlagsanstalt Th. Knaur Nachf. GmbH & Co. KG, München

STEVE ROSS: © Happy Yoga. 7 reasons why there is nothing to worry about, William Morrow 2003. Übersetzung von den Autoren

M. JOHN: www.spruch-archiv.com

KRISHNAMURTI (im Kapitel »Sinnlichkeit«) aus: Einbruch in die Freiheit, © Lotos Verlag 2002

KRISHNAMURTI (im Kapitel »Stille« und »Intuition«) aus: Freiheit und wahres Glück, © Heyne Verlag 2007

CHARLIE CHAPLIN: Übersetzung von Wolfgang Zeitler, www.wolfgang-zeitler.de

WOLF WONDRATSCHEK: Zitat aus dem Gedicht »Schluß damit«, aus: »Lied von der Liebe«, © dtv 2008

HANS-CHRISTOPH NEUERT, aus: Glücksnatur. www.traumspuren.de

Trotz unserer Bemühungen ist es uns nicht in allen Fällen gelungen, die Rechteinhaber für die Zitate und Abbildungen ausfindig zu machen. Sollten Sie nachweislich das Recht an einem der von uns verwendeten Inhalte oder Abbildungen haben, bitten wir Sie, sich beim Verlag zu melden, damit wir Ihre Leistung angemessen honorieren können.

FSC
www.fsc.org
MIX
Papier aus verantwortungsvollen Quellen
FSC® C023164

Verlagsgruppe Random House FSC® N001967
Das FSC®-zertifizierte Papier *Condat matt Périgord*
für dieses Buch liefert Papeterie De Condat, Frankreich.

2. Auflage
Originalausgabe

Redaktion: Andrea Walter
Lektorat: Daniela Weise
Bildredaktion: Melanie Greier
Herstellung: Claudia Zobel
Layout, Gestaltung und Satz: Marthe Kölln, Berlin
Umschlagabbildungen: Bjoern Kommerell (Foto Ursula Karven), © varijanta-Fotolia.com (Elefant)
Repro, Druck und Bindung: Longo SPA, Bozen, www.longogroup.it
Printed in Italy
978-3-442-34131-3

www.arkana-verlag.de

arkana